あかるくポジティブな医療・介護の365日

小金澤一美
KOGANEZAWA HITOMI

幻冬舎 MC

あかるくポジティブな医療・介護の365日

生きるって、しんどいけど面白いもんやで。

～今よりちょっとあかるくカラフルな人生にしようや～

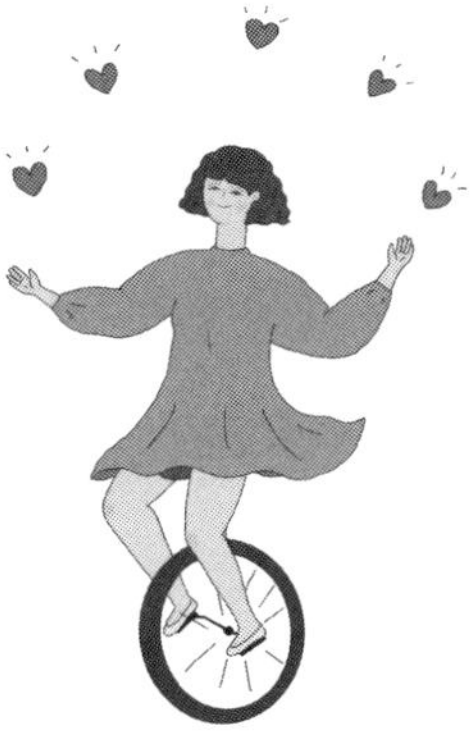

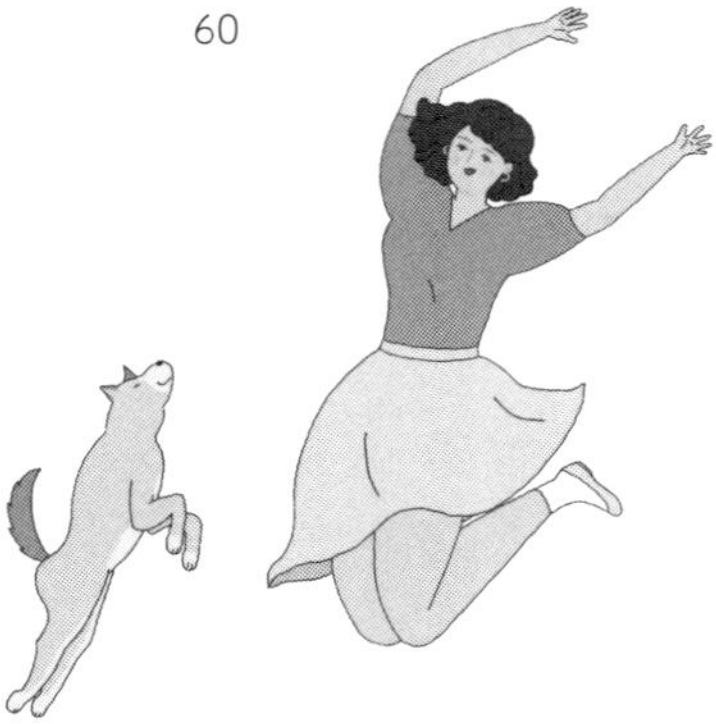

目次

01 断れない性格って損ばかり？

白衣を羽織り、バタバタと歯科医院の診察室へと向かう。

毎日変わらない、私の朝の光景だ。

ここは滋賀県大津市の山に囲まれた田舎町。若者は都会に出て行き、寂しくなった町には大きな商業施設もない。高齢になった住民たちはいろいろ、不自由な生活を強いられているように見えるけれど、私の周りに暮らす人たちはいたって、あかるくおおらかで、毎日楽しく暮らしているように見える。

もちろん私もその一人。本業の歯科医に加えて訪問介護にグループホーム、サービス付き高齢者向け住宅（サ高住）など、気がつけば5カ所に11施設を運営していた。これだけ多くの施設を運営していると、毎日忙しく時は過ぎていくが、多くの人たちに囲まれて、楽しく暮らしている。今では歯医者さんというより介護施設のおばちゃんみたいになってしまったけれど。

これは、結構な想定外。歯科医院を開業し、訪問診療、デイサービス、患者さんや近所の人に頼まれて断れずに次から次へと介護施設をつくっていったら、いつの間にかこんなタコ足法人になっていたのだ。頼まれたら嫌と言えない損な性格だが、自分ではそんな性格もまぁまぁ気に入っている。

診察をしていると、医院の前にバスが止まった。

医院の前にあるバス停に止まったバスから降りてくる乗客の姿が目に入る。そのなかに、先日来《せんじつらい》「入れ歯が合わん」と言って何度も診療を受けに来ている高齢のタツオさんもいた。

ゆっくりゆっくり、ステップを降りてくる。

その後ろから、運転手さんがタツオさんのシルバーカーを抱えて降りてきた。

タツオさん、シルバーカーを押しながら診療室に入ってくると開口一番、

「先生、あかんがな。右の歯ぁがもっと上にいかんとあかん」

どれどれ？　口を開けてもらう。

「もっと上。上にいかんと食えへん。もっと上ぇ〜」

〝いや、そこは上顎の骨やし、それより上に入れ歯はいかへんしなぁ〟と言いたいところをぐっとこらえて、延々と続く訴えを聞く。

ところがこれが何十回と聞いていてもよく分からない。〝とにかく本人が訴えている位置に移動させたらどうか〟と思いついたのは、訴えを聞きはじめて20分ほど経った頃だった。

とりあえず歯科技工士を呼ぶ。

「あんなぁ、これからレジン（樹脂）を足して、調整してみよと思てんねんけどな、あかんかったら元に戻してほしいねん。そやから今の噛み合わせ、よぉ覚えといてや」

通常は、噛み合わせにあわせて入れ歯を作っているので、そんな調整はしないのだけれど、本人が主張する位置に近づくように固定してみた。するとタツオさんは大喜び。

「そやがな、これでええねん、これやったら、食える」

患者さんからのありがたいお言葉をいただき、ようやく釈放された。ふぅ。

おそらく、上下それぞれ作った時期の違う入れ歯を使っているのだろう。噛めないのは当たり前かなぁと思う。しかし高齢で体力もなくなったタツオさんには、正しい入れ歯の位置よりも「今」食べたいものを食べられるようにすることがいちばん大切だと思うのだ。

ではでは、また今度ねぇと、お会計に進んだものの、よく時刻表を見れば、帰りのバスはなんと3時間後。

とりあえず同じ敷地内で運営している小規模多機能型居宅介護施設にご案内しよう。テレビでも観て過ごしてもらおうと思ったら、まさに施設ではお昼時間で、利用者さんたちはご飯を食べようとしているところだった。

一人だけ指くわえて見てるのも、気の毒すぎるわなぁ。

と思ったとき、訪問介護に出て行こうとしていた職員さんの姿を見かけた。

助かった！と急いで呼び止め、声をかける。ごめん、タツオさんを送ってあげて〜。

こんなバタバタの毎日だ。

自分で引き受けてきたのだから、忙しいことは仕方ない。決してもうかってはいないものの、経営的にはまずまず安定している。おかげさまで複数の施設を運営しているから、多くのスタッフにお給料を払うこともできている。

楽しいことばかりではないが、歯科医院だけをしていたときよりも、地域の人たちと触れ合う機会は増え、もはやこの地域の人たちはほとんど顔見知りで、まるで親戚みたいだ。みんなに囲まれ、バタバタ駆け回っていることが、私にとっての幸せやと思っている。

頼まれごとを断れない性格は、損することも多い。「なんであのとき、ノーと言えんかったんやろ」と後悔することもある。だけどそれ以上に得るものも大きいのだと思う。

忘れてはいけないのは、引き受けたら最後までとことんやり通さなあかんということ。

歯科医から介護の領域に進もうとしたときに、法律の壁に阻まれてあきらめかけたことがある。それでも頼まれたからにはなんとかせなあかん。そう思って資格をとり、小さな失敗も繰り返しながら、壁を乗り越えたからこそ今があるのだから。

ぶつぶつ言いながらも引き受けて、最後まで全力でやり通せば、必ず大きな喜びが待っている。そう思えば、断れない性格も、決して損じゃないなあ。

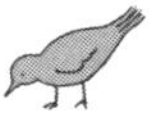

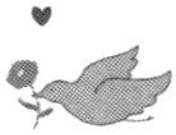

02 居場所次第で花は咲く

誰しも仕事をしていくなかで、「ここは私の居場所ではない」と感じることがあると思う。ほかの人が当たり前にできていることができなかったり、できてもスピードが遅かったり。また失敗が積み重なり、叱責されたりするともう辞めたいと思うこともある。人間関係がうまくいかなくて疎外感を味わうこともあるだろう。

そんなときは一度冷静に自分自身を見つめ直し、できることとできないこと、向いていること向いていないことを書き出してみるといいと思う。自分を客観視することで自分に適した居場所を積極的に見つけ出すことができるかもしれない。

私の法人には、最高の居場所を見つけ、花を咲かせた歯科衛生士がいる。

2000年、脳腫瘍の後遺症により、しゃべることも食べることもできない寝たきり状態になった在宅の患者さんがいた。鼻からチューブを通し栄養を摂るようになったのだが、介護する妹さんが「鼻チューブを外して、姉がもう一度口から食べられるようにしてあげたい」と相談してきた。

私と歯科衛生士で訪問してみると、お姉さんは自分では座る姿勢を保てない状態だった。介護ベッドの背もたれを引き上げて座った状態にするのがやっとだ。

そこでケアマネジャーに、患者さんの口腔《こうくう》の保清《ほせい》、座位時間の確保と頸部《けいぶ》の筋力増強、口腔機能の改善を加えたケアプランの組み直しを依頼した。さすがのケアマネさん、さっそくてきぱきと摂食・嚥下《えんげ》機能改善のための口腔ケアチームをつくってくれた。

毎日午前と午後にホームヘルパーは患者さんをベッドから車椅子へ移乗させ、20分後に車椅子からベッドへ戻す座位の確保を毎日2回行う。作業療法士は、移乗のためにリフターを導入し、ホームヘルパーに操作方法を指導。頸椎《けいつい》の可動域訓練と身体障害者給付金を申請してオーダーメイドの車椅子を導入した。

訪問看護師は、口腔清掃とアイスマッサージの方法を医院まで見学に来て、訪問時に実施してくれた。歯科衛生士は、バンゲード法による口輪筋刺激訓練とスポンジブラシによる口腔清掃、歯ブラシによる舌のマッサージ、嚥下反射を引き出すためのアイスマッサージと舌運動訓練を実施した。綿棒にいろいろな味をつけ、ちょんちょんと刺激する「アイス棒」を使う訓練だ。

こうして「もう一度口から食べるぞチーム」の連携プレイにより、2週間後にはそれまでまったく無反応だった彼女は、動くものを目で追うようになった。3週間後には座ることにも慣れ、訪問時、車椅子に座ってテレビで相撲を観るようになっていた。歯科衛生士が口を開けると、一緒に口を開けてくれる。

そして1カ月後には、吸口タイプの流動食用ボトルを使ってミキサー食を経口摂取することができるようになったのだ。食べる量も十分になってきていたので、主治医に頼んで鼻チューブを外してもらった。目標クリアだ。

するとさんに次の希望ができた。

「スプーンで食べさせてあげたい!」

そこでなんとかお姉さんが体を起こした状態を維持して、食事ができる体勢をとれないかと考え、車椅子にテーブルを取り付けてみた。

作業療法士が、車椅子に固定したテーブルに彼女の前腕を載せる。すると車椅子の背板から背中が離れ、腕をテーブルに置いたまま、前に突っ伏してしまった。近寄って助けたくなるが、ここは我慢。固唾《かたず》を飲んで見守る。鼻がテーブルに当たりかけたところで上半身が止まり、徐々に上がりはじめた。腕で支え直している！　こんな力があったんやぁと静かに感動していると、体を起こしきって顔を上げ、もの珍しそうにキョロキョロと部屋の中を見回しはじめた。

そこへ、すーっと近寄る歯科衛生士。なぜかその手に夏みかん。

「今日はこの夏みかん、食べてみましょか」

車椅子のテーブルに置かれたお姉さんの手の平に、大きな夏みかんをぽんと置いた。彼女は唐突に手の平に出現した黄色の物体をじっと見つめている。私たちも固まっている。十数秒のあと、夏みかんを抱えた親指の先が、じわじわと動きはじめた。皮を剥《む》く動作だ！　予想外の成り行きに、作業療法士と顔を見合わせる。

私は、彼女が自分で皮を剥いたように見せかけて横からこっそり手を出し、ひと房を手に持たせた。夏みかんの香りがふわりと広がる。

すると彼女は、右手の親指と人さし指で薄皮をつまんだ。今度は作業療法士がさっと薄皮を剥がした。喉につまらせてしまうかもしれなかったが、せっかくのひと房、口元に持っていこうとする彼女の腕を支える。

やっと夏みかんの房を口に入れたとき、突然声を出した。

「ヒェヒェヒェヒェ」――笑ってる！

妹さんが驚嘆の息をはく。「姉さんの笑い声聞いたん、何年ぶりやろ」

目頭を押さえる妹さん。ごめん、私も泣いてしもたわ。

ところで、なぜ歯科衛生士が夏みかんを持っていたのかはいまだに謎のままである。きっと食後のデザートとして食べようとカバンの中にでも入れていたのだろう。

彼女は、今ではグループホームの寮母長になり毎日いきいきと輝いている。

歯科衛生士時代は、私の在宅診療の相棒の一人だった。私と組んで在宅訪問をしていた頃、ほかの衛生士たちからは「どんくさい」「のろい」と言われていた。本人もそう思っていて、退職が頭をよぎったこともあったそうだ。

たしかに彼女は、戦場のようなスピード第一の外来診療では光らなかった。しかし、認知症や失語症、長期間意識を失い続ける障害など、重度のコミュニケーション障害がある患者さんを前にすると、別人のように力を発揮する。

まるで患者さんと同化してしまったかのように気持ちを感じ取り、やがて周囲の空気をふわりと一つにまとめ、みんなを安心させてしまうのだ。

彼女は認知症介護で絶対光るわ！　私はそう確信した。だからショートステイを増設するとき、２階をグループホームにして彼女に任せたのだ。

おっとりした彼女はいまだに時折、寮母長なんて無理と音を上げて訴えてくる。

「自信がありません、もう辞めますぅ」

「ええよ、その代わり、辞めるんやったら２階を切って持って行きやー！」

笑いながらそう言って追い返す。

そんな彼女のエピソード。

物盗られ妄想が強いグループホームの利用者さんが、歯科を受診。歯科衛生士はいつも丁寧な口腔ケアをしてくれる。その日も、順調に処置とケアを終えた。

「先生、虫歯の治療は終わってます。次は義歯の型どりですね」

私に話しかけながら型どりの用意をしはじめている。

そうねぇ、ちょっと待って。寮母長、呼んできてくれる？


訪問歯科衛生士時代よりずっと自信をつけて2倍も3倍も大きくなった元・相棒が、診察室にやって来た。私は彼女に問いかける。

「〇〇さんのなぁ、義歯作るかって言うてんねんけど、どうしよ？」

「うーん、義歯作ったら……『盗まれた』という思い込みを誘う物が一つ増えるわけやしねぇ。欠損って、2歯ですねぇ。それくらいやったら、歯がなくても食べられますねぇ」

歯科診療中の発言とは思えない会話に、口腔ケアをしてくれた歯科衛生士はキョトン顔。いや、あなたの「歯が欠けたのだから義歯を作らなければ」という考えは医療的には正しいんだけどね。

口の中だけじゃなくて、その人のふるまいやら周りへの影響やらも入れて大局的に見る、この塩梅《あんばい》こそ寮母長になった彼女の才能――患者さんをまるごと受け止めるっていうことなんじゃないだろうか。

少し前に、『置かれた場所で咲きなさい』という本が人気を集めていた。いい言葉だけど、置かれた場所で咲くことだけがベストじゃない。どんどん動いて、ここやったらきれいに咲ける！という場所を見つけていったらいいと思う。そうして見つけ出した自分の居場所を大切にして精いっぱい役割を果たしていくことで、仕事のやりがいも充実感も生まれてくると思う。

歯科衛生士として、グループホームという本来の活躍する場とは異なる環境に、最高の居場所を見つけた彼女の笑顔を見ながら、そんなことを考えていた。

03 やってみてから、考えたらええねん

何かを始めようとするときに、あと一歩踏み出せない瞬間というのは誰しも経験していると思う。失敗を恐れる心が頭の中で勝手に失敗のイメージをつくりだし、自分をがんじがらめにしてしまうのだ。

そんなときこそ、まずやってみることが大切やと思う。問題となるいろいろなことは、あとで一つずつ解決していけばいい。仮にそれで失敗したとして、その経験を踏まえて再チャレンジもできるはず。もちろん準備は必要だが、最後は始めてみる勇気と決断がものを言うのだ。

２００３年、歯科医として嚥下障害の患者さんがかかりやすい診療を、と思ってあれこれ工夫していたら、医療制度と介護制度の壁に阻まれた。だったら介護も守備範

囲にと、食口腔介護支援センターと名付けたショートステイを立ち上げた。

といっても、初めはあくまで歯科診療を充実させるため、つまり首から上を中心に考えていた。具体的に言えば、高齢になって歯がなくなり、食べ物を噛めなくなったり、飲み込む力が弱くなったりして食事が十分に摂れなくなった患者さんのケアだ。口のことだから歯科医の領域と考えがちだが、しっかり寄り添うためには調理や食事介助にも関わらなければならない。そうなると介護の範疇《はんちゅう》になる。だから口腔の機能に問題のある高齢者を受け入れるつもりで、敷地内にショートステイをつくった。

ところが蓋を開けてみたら、大半が認知症のある利用者さんだったのだ。なるほど、やってみないと分からないものだと感心している場合じゃなく、それならばと今度は認知症を勉強し、2階のグループホームを充実させた。

やりたいことをやってみて、あかんかったら次の道。そんなこんなで、医療も介護もごちゃまぜになった敷地内をうろうろしている毎日だ。

昨日も、施設職員が利用者さんの対応で私に話しかけてきた。

「理事長、この方の紹介状、誰に書いてもらったらええやろ」

「管理者の仕事とちゃうか？」

「いいえ、そうやなくて、誰か先生でないと」

「あら、医療機関への紹介状なんか。だったら私、書くで」

「えぇ？　理事長がぁ？」

まん丸の目になって、私を見つめること数秒。

「あー、そういえば理事長って、お医者さんやったな！」

いや、そういえばじゃなくて、みんなよく忘れてるけど、私、医者やって。

看護師が不在で点滴が打てないと言う職員に「私、打つよ」と返したらびっくりされたこともある。

「あ、理事長のこと忘れてましたわ」

あのな、私の出した点滴なんやけど。忘れてても回る日常、平和やねぇ。


一事が万事そんな調子でいわば行き当たりばったり。でもこの適当さがほどよい風通しをつくり、思いがけない結果を生み出す原動力にもなっていく。結果を生むコツは楽しさ。面白がってやってみることだ。

ショートステイをつくったとき、嚥下の処遇がしやすいよう、1階の診療室から出入りしやすいところに4人用の大部屋をつくったものの、当初の目的は、達成しなかった。認知症の利用者さんが大半を占めたからだ。2015年、すでにショートステイは小規模多機能型居宅介護になって、そんなに多くの宿泊室はいらなくなった。しゃあないなぁと、ベッドを移動させカーテンレールを外したら、あらまぁなんと、使い勝手の良さそうな部屋だこと。さて、これをどう使おうか？

ワクワクしながら使い道を考えていたところ、いいタイミングでかかる声。

「中古の運動器具があるんやけど、要らへん？」

リハビリ用の油圧式の高性能なものだと一千万円もするような運動マシーンが、格安で手に入るという。空いた部屋に置いたら、めっちゃええやん！

「せんせぇ、また何しはるつもりですかぁ」

「安物買いの銭失いになるんちゃう」

という外野の野次もあったが、これもご縁やと器具一式を購入。大部屋に並べれば、あっという間にリハビリ室の出来上がり！
ただ運動器具を使いこなすにはやっぱり知識が必要。そこで職員数人が運動訓練指導員になった。

思ったとおりにいかない壁が現れるとき、そこには何か意味がある。とにかく目の前にぶらさがった課題に集中して片付ける。すると、その試行錯誤があとになって「あぁ、このためやったんか」と役に立つ場面に遭遇できるのだ。そしてまた、次の壁が立ちふさがる。壁の高さは低かったり高かったりするが、人生なんてみなその繰り返しだ。壁の前であきらめたり、壁を避けていたりしたら、新たな自分を発見することもなく、新しい出会いやチャンスが訪れることはないと思う。

勢いよく立ち上げたリハビリ室の運動器具たちは、使い方がよく分からない利用者さんと職員たちとに囲まれ、静かにお呼びがかかるのを待っている。設置してしばらくは面白がった職員たちがちょっと使ってみたりしていたが、さぁどうぞと置いていているだけでは続けてもらえない。今度の課題は、楽しく使いたくなる仕掛けの用意だ。

地域の人たちに運動訓練の良さを知ってもらうのに、運動のたびに計測してこれだけ改善されるんだよ！と効果を示すのがいいだろうか。いや、もう少しハードルを下げて訓練1回できたらスタンプ1個、貯《た》まったらご褒美とか……って、夏休みのラジオ体操方式か。ご褒美は……例えばすぐそこのスーパーの買い物券だったら、そこまで歩く運動も兼ねていいかもしれない。

こんな調子で全部が行き当たりばったりだけど一生懸命考える。前を向いて一つずつ処理したら次の楽しいことが見えてくる。どんどん進めば、やれることもそれだけ大きくなっていく。

考えて立ち止まっていたら、いつまで経っても前には進めない。だったら考える前に、まずやってみよう。怖がることは何もない。行き当たりばったりでもいい。自分が信じる道に進んでみよう。そうすれば必ず、自分だけの道が拓けるはずだから。

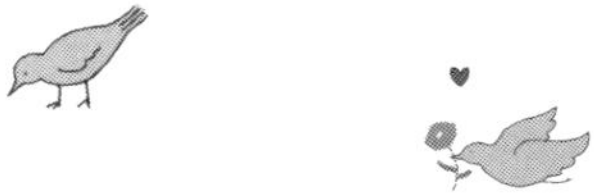

04 好きは生きる力になる

歳をとるとだんだんできることが限られてくる。また病気の治療などで制限されることも増えてくる。食事や薬の制限など、家族の手をわずらわせるケースも多い。たしかに健康ということを考えればそうした制限は必要だ。でも人が生きるために必要なのはそれだけではない。何かをしたいとか、何かを食べたいといった、ごくごく当たり前の素朴な感情が、より長生きするための力になることもあるのだ。

２００９年、脳出血の後遺症で飲み込みに障害があり、摂食・嚥下訓練をしているゲンさんという患者さんがいる。口の中の食べ物を舌でまとめて喉に送り込む動きに障害があり、食べ物を飲み込めないため、胃瘻《いろう》といって腹部に小さな穴を開け、その穴にカテーテルを通して栄養剤を補給する措置を施している。また失語症もある。そのゲンさんが小規模多機能型居宅介護施設で3泊4日のショートステイを初体験することになった。

施設での昼食後、ゲンさんの部屋のあたりがずいぶんと騒がしい。歯科診療室と施設はデッキでつながっているためよく聞こえるのだ。

騒ぎはだんだん大きくなっている。何があったんやろ?と心配になり、こっそりと様子を見に行った。


騒ぎの現場で見たのは、表情も険しくずんずん歩いているゲンさんの姿。正確にはずんずんじゃなく、ふらふらした足取りだけど。と思ったらぱたりと止まり、困った様子で首を振る。とまた突然動きだし、違う方向へ、ずんずんふらふらふら。

どうやら出口を探してうろうろしているようだ。険しい顔をしているのは、部屋から出るときに制止した職員と揉《も》めたからだろう。失語症があるから、相手に自分の思いをうまいこと伝えられへんやろし、気の毒に。

怒りをエネルギーにして歩き回っていたゲンさんが、運良く玄関を発見した。玄関に向かって、ずんずんふらふらと突き進んでいく。

玄関にはちょうど出勤してきた職員がいて、鉢合わせするかたちになった。見つめ合う初対面の二人。

こっそりあとをつけてきた私は、「まぁ袖振り合うも多生の縁やし。ごめんやけど、この人のお供、頼める?」と、その職員にお願いした。

突然のご指名にびっくりしつつも、さすが職員、柔らかな物腰で会話を開始。

「どこに行きはりますのん?」

「……カイモノ……」

それを聞いた私は、職員に携帯電話と五千円札をそっと握らせた。

「危険がない限り絶対に制止したらあかん。どこまでもついていって。帰れへんようになったら電話して」

そう職員に耳打ちし、いってらっしゃーい、と二人を送り出した。

10分後、携帯電話の呼び出し音。職員からだ。さて、どこまで行けたんかな。

「ゲンさんが、ビールを買いますが、ええですか？」

ビールかいな！　胃袋入ってんのに、想像の斜め上を行っとるがな！　私はあわてて財布をつかみ、スーパーに走った。

自動ドアがすっと開き、ゲンさんが登場。大きな袋を持った職員を従えている。険しかった顔もニコニコとご機嫌だ。不安定だった歩行も改善しているように見える。

「あらー、ゲンさん！　何買いはったん？」

「……ビール……パーティー……」

私の五千円札はビアパーティーの資金に消えたようだ。

ゲンさんと職員を施設へ帰し、スーパーの中に入る。ノンアルコールビールを仕入れて戻ると、仁王立ちの看護師が待ち構えていた。

あぁぁ、えらい人に見つかってもた。

「せんせぇ、ビール買ってはりましたなぁ？　どういうことですか！」

目を三角にした看護師に、私の五千円札が犬死にしないよう必死に食い下がる。

「今、ゲンさんのライフサポートプランに入れた！」

ライフサポートプランとは、その人らしさを重視したケアプランのこと。そこに「ビールが飲みたい」を入れたわけだ。

「ビールを飲むためのプランをつくったで！　ゲンさんがビールを飲めるようになるには何が必要か、さぁ、みんなで考えよう！」

看護師は軽くため息をつく。

「どこからビール入れますのん？　胃瘻からですか？」

その目は笑っていた。


その日、ゲンさんは久々に小さな広口コップでノンアルコールビールを飲むことに成功。好きなものだとむせることもなく、ご満悦だった。

その後も、ゲンさんの摂食・嚥下訓練は楽しく進んだ。舌も少しずつ動きだし、胃瘻は薬と水分補給のみになっていった。大好きなビールが飲めたことで、ゲンさんの状態は少しずつ改善していった。

医学的なことだけを考えれば、あまり褒められたことではないだろう。しかし患者さんのＱＯＬ（クオリティ・オブ・ライフ／生活の質）を考えた場合、患者さんの「好き」を尊重したケアのあり方は決して間違っていないと思う。いくつになってもビール好きを貫いたゲンさんのおかげで、「好き」ということが生きるための大きな力となることもあるのだと改めて教わった気持ちだ。

私たち施設側の人間も、介護する家族も、忘れてはいけないこと――それは相手が生きた人間だということだ。他人であろうと家族であろうと、相手に対する尊厳を忘れないことが大切だと思う。

ゲンさん、ここにいてもいいかな、と思ってくれたらうれしいんやけどなぁ。また一緒に乾杯しましょ。ノンアルコールビールやけどね。

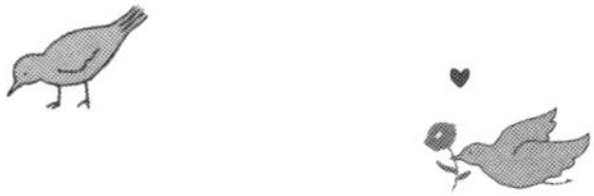

05 その指輪をはめてる指は、喜んでるか？

分不相応という言葉があるが、これは本人の中身が持ち物や肩書に追いついていないことを示す言葉だ。高級品を身につけて、自分はこれにふさわしい人間だと承認欲求丸出しの人もいるが、これもはたから見れば滑稽なだけである。そもそも他人からの評価よりも、自分を磨くことが先。評価はあとからついてくるものだと思う。ただまぁ、こうした本末転倒は昔から延々と続いていることなのではあるが。

某協会の理事をしていたとき、協会企画の日帰りツアーに誘われた。会員の先生方が家族連れで参加しているらしい。面白そうだと職員や友人を誘って行ってみることにした。

行き先は神戸。観光バスで有名どころを回っていくのだが、立ち寄り先の一つに、神戸に本店を構える宝石店があった。

ショーケースの中には、大量のゼロが並ぶ値札がついた宝石たちがきらびやかに並んでいる。いち、じゅう、ひゃく、せん、まん……思わず指で追いかけ、すごい世界やねぇと内心で感嘆しつつ、分かっているような顔をしてうなずく。千円のガラス玉と数百万円のダイヤモンド、どこが違うかよう分からん。

診療室で数百万円する指輪をつけて、〝ほら見てぇ〜〟とスタッフたちに見せたらなんて言うだろうか。

「あらせんせぇ、きれいな指輪やん。縁日で見つけたん？」

縁日の露店で売っているおもちゃ、良く言っても千円程度のガラス玉にしか見てもらえそうにない。値段を言っても信じてもらえないか、「指が指輪に負けてるわぁ」と茶化されるのがオチだ。要は、私が数百万円の指輪を身につけても、しっくりこないのだ。

「そんな高価な宝石を身につけてすごいね」と称賛してほしければ、宝石をもつにふさわしい人物としてふるまって存在を認めてもらうしかない。

私自身は、高価な物を周囲の人たちに見せつけ、それをもつ自分の価値に気づかせようという考え方は捨てたほうがよいと思っている。とはいえ、高価な物に魅惑される人たちの気持ちを頭から否定するつもりはない。

なぜなら、高価な物を身につけるのは、「価値ある物をもてる自分ってすごい」という自信につながると思うから。早い話が自己満足だけれど、自分で自分を承認することで得られる価値は本人にとって大切な場合もあるのだ。

宝石だけじゃない。例えば、数百万円をかけて施術を受ける矯正や審美歯科。大金を注ぎ込み痛い思いをしてきれいな歯になるわけだが、噛めれば同じと思っている人からすれば理解を超える努力かもしれない。「健康な歯なんやし、そのままで十分ちゃう？」と診察している私でも時々思う。でもそれは私の価値観。本人にとっては、白く整った歯になることで自分の心が満たされて自信がつく。背筋までしゃんと伸びて全身がきれいになっていく。自己満足と侮るなかれ、本人の人生においてはそれほど大切なことなのだ。

物をもつ豊かさは、もたないで得るそれと比較されやすく、とかく悪者扱いされがちだ。しかし、物をもつことや見た目を良くすることそのものが悪いわけではない。それで自分の気持ちが満たされて前を向いていける力になるなら、意味がある。

問題なのは、物や見た目を整えたあと、周囲がそれに気づくことを待っている場合なのだ。他人任せの満足だといつまでも満たされず取っ替え引っ替えを繰り返し、悪循環に陥ることもしばしば。ただ往々にして、そういう人は物の価値に人として追いついていないことが多いんと違うかな。

高価な物をもつことは決して悪いことではないけれど、どうせならそれをもつ人にふさわしい自分になることが大切だと思う。物の価値に負けないための自分磨きも実は大事なことなのだ。

そして、もう一つ。高価な宝石を買ったならば、それを見せたら大喜びしてくれる人がいる。それは、過去の自分である。「うふっ、私こんな高価なものをもてるようになってん」と、過去の自分に自慢する。自分のやってきたことが形になって宝石に変わったんだったら、宝石は自分の価値を表しているともいえる。

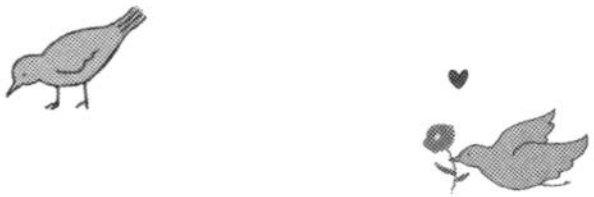

06 えんがわサロンのおじさまらーず

２０１５年のある昼下がり、数人のおじさまたちが診療室にやってきた。

「先生、頼みがあるねん。後援会長してほしいねん」

どうやら、ある人を地域の議員にしたいらしい。おじさまたちの熱意に気圧されつつ問い返す。

「後援会長て何したらええのん？」

「何もせんでええよ」

そんなわけあるかいなと思いながら、後援会で使えるよう空き部屋を提供した。

ところが結局、おじさまたちが画策した人は立候補せず、なぜか後援会だけが残った。せっかくだからまた誰かが立候補するときに応援できるようにするらしい。こらこら、誰でもいいのか？

まぁ、地域の人を応援するのはいいことだし、と思いながら宙ぶらりんになっていた後援会に名前をつけてあげた。

「えんがわサロン」の誕生である。


やがてえんがわサロンは地域を応援する拠点となった。

たっぷり時間のあるおじさまたちが張り切って、私が提供した空き部屋を改造しはじめる。テーブルに椅子、ソファ。看板……三々五々と持ち寄られる調度品や道具類。1カ月後には堂々たる事務所開きが執り行われた。

診療所のあるこの地域は、開発されてから40年が経過し、高齢化が進む山間部の住宅地区だ。老人会はなく、喫茶店や飲食店などもなくなった。だから自動車免許を返納して移動範囲が狭まると、高齢者が気軽に立ち寄れる場がないのだ。折しもコロナ禍、地域活動はさらに激減していた。

というわけで、えんがわサロンは、格好のたまり場になったのだった。

2022年、以前よりいつかやりたいと思っていた地域の多事業所連携に対する補助金募集が目についた。その補助金を活用しようと、ある地域事業所によるネットワークの企画で申請書類をそろえていたのだが、中心となる地域事業所がコロナ対応でそれどころでなくなっていた。もったいないなぁと書類を眺めていたら、補助金対象に「地域サロン」の項目を発見。そこで企画書をおじさまたちの世話役さんに見せて、えんがわサロンの活動だけでも、この企画、進めてみたら？ともちかけた。

「ええやん、やろやろ！」

世話役のおじさまは企画書の束をガバッとつかんで立ち上がり、翌日から精力的に動きだした。資金面でのバックボーンも確保し、えんがわサロンは本格稼働。84歳から95歳の「おじさまらーず」たちが、えんがわサロンの入会案内チラシ700枚を団地内の家々に配って歩いた。

さらにおじさまらーずはサロンの会則もつくり、2カ月後には世話役さんを初代会長として設立総会を開いた。設立総会をクリスマス会と抱き合わせる人集め術は、長年の経験から得たのだろう。そして、何をやっても早いのだ。

「私ら、暇でっさかい」

いやいやとんでもない。きっと現役時代、バリバリ仕事してはったんやろ？と聞きたくなるほどの行動力だ。でも、とんでもなく偉い人やったらこれから平気で話せないから、やっぱり過去は聞かんとこ。

えんがわサロンは、翌年春には会員が40人を超え、お花見には50人ものおじさま・お姉さまたちが参加するにぎやかな会となった。

季節や節句の行事のほかにも、敷地内にある小規模多機能型居宅介護施設とコラボで認知症カフェを開催する。また、草引き、庭木の剪定《せんてい》、障子の張り替え、日曜大工、門松作り、廃材でのベンチや看板作り、大型ゴミの処分など、有償無償で地域のお役立ち活動を行っている。

えんがわサロンの会員に、97歳の「先生」がいる。某有名な菓子処の茶室の主だった方だ。先生は近くの寺の地蔵菩薩にほれ込んで日参し、とうとう寺からお地蔵さんを譲ってもらい、自治会館のそばに祠《ほこら》を建立してお祀《まつ》りした。

「お地蔵さんは、地域を守ってくれてはるねんで」

大切に、大切に地蔵菩薩をお守りしている先生は、毎年夏に行う地蔵盆で子どもたちにお地蔵さんの話や数珠《じゅず》回しの行事を指導してきた。

ところがコロナ禍の夏、先生のところへ子ども会の役員さんが申し訳なさそうにあいさつに来た。諸般の事情で地蔵盆が開催できないという。

その話を聞いたえんがわサロンの会長が立ち上がった。

「地蔵盆は地域の伝統文化や。子ども会ができへんのやったら、できるようになるまで私らがやろう」

せやせやとみなが盛り上がり、「私ら暇でっさかい」の合言葉でえんがわ地蔵盆の開催が即決された。

ところが、いきなり第一関門で止まってしまった。

おじさまらーずの大半が京都出身にもかかわらず、地蔵盆の経験がないという。参加したことも関わったこともない。それどころか、見たこともないらしい。

よくよく聞くと、おじさまらーずの子どもの頃は戦時中で、地蔵盆どころではなかったようだ。たしかに、1941年から終戦直後にかけての混乱期、おじさまらーずは3歳から15歳。子ども時代なのに、子どもらしいことが一切できなかったのだ。

ということで、おじさまらーず、やるぞ！と意気込んだものの、誰もやり方を知らない。

「地蔵盆ていうくらいやから、お地蔵さんのなんかやろ」

「お地蔵さんといえば、自治会館のあの祠。お茶室の先生」

「せやな。仏教の宗派とか言うてんと、先生のやらはるとおりにしたらええんとちゃうか」

そこでおじさまらーず、先生のところへ指導を受けに行った。いくつになっても習おうとする姿勢はちょっとカッコよかった。そして、教える先生も10歳は若く見えた。といっても87歳やけど。

調査のあとは実践するのみと、「えんがわ地蔵盆」と称して来年の地蔵盆の予行演習をすることになった。お祀りの仕方、数珠回し、読経《どきょう》などを先生から教わる。

「般若心経《はんにゃしんぎょう》でんなぁ、聞いたことあるけど、自分で唱えたことありまへんわ」

「息続かへんねんけど、どこで区切ったらええのんや」

「好きなとこで区切ってかまへんみたいでっせ」

大騒ぎしながら般若心経を唱え、先生に及第点をもらっていた。

えんがわ地蔵盆は、ＳＮＳで出店を公募したこともあって、遠方からの浴衣の着付け、音楽療法、大津絵、バルーンアート、二胡の演奏、スイカ割りのほかアクセサリー、お弁当、オーガニッククッキーなどの出店が並び、まさかのキッチンカーも登場して大盛況となった。


数日後、先生のお供で祠の花の水を替えに行った。

壊れたり色あせたりしていた仏具はおじさまらーずの修理によりピカピカになっていた。さらに、お参りに来た人が休憩できるようにと、廃材を利用して作ったベンチが置かれている。丁寧にニスまで塗ってあった。

90歳集団、恐るべし。

世の高齢者は物事に対する興味や好奇心を失ってしまって元気がなくなる人が多い。しかしこの人たちはまったくそんな気配もなく、自ら楽しみをつくりだしているように見える。いくつになっても心の若々しい人たちは、毎日楽しく過ごせるのだなぁ、と感心することばかりだ。

おじさまらーずに支えられた、えんがわサロンは地域の応援団となって今日も活動を続けている。

暇やからと言いつつ、数々の活躍でテレビを観る暇もなくなったと笑うおじさまらーず。

邪気のない笑顔が中学生集団に見えると言うたら、怒られるので言わんとこ。

07 おかえり、やんちゃなフミさん

高齢者介護は介護する側にとってはかなり負担に感じることが多い。ましてこちらの言うことを聞いてくれない頑固な人だと、苦労は倍増する。それが積み重なると介護する側のほうが参ってしまい、家庭もつらい状況に陥ってしまうことがよくある。そういうときこそ介護施設の出番なのだが、それでも手を焼くタイプの人は多い。

２００４年、ショートステイの常連さんがいた。

入院中の調査で要介護5、認定期間延長24カ月の利用者さんなので、特別な理由がなくてもおおむね12カ月はショートステイを利用できる。30日利用しては1日か2日家に帰る計算だ。

ショートなのにロングステイのフミさん、かなりにぎやか。

「お風呂に入りましょう」と声をかけてきた職員さんと、バトルが始まった。

「なんで今頃風呂に入らなあかんねん！」初手から喧嘩腰《けんかごし》だ。

「もう3日も入ってへんよ。そんなこと言わんと、今日は入ってくださいよぉ」

「うるさいなぁ！　なんでわしはこんなところにおらなあかんのや。家に帰る！　帰せぇー！」

　とうとう職員をつねろうとする。

「帰って何すんのん？　ここでおいしいもん食べて、泊まっていきはったらええやん」

「牛に餌やらんならん」歩けへんのにどうして餌やりできるんや〜。

「一生懸命育てた牛やろ。もうわしら若い者が代わりにやっとくさかい、ご飯食べよう？」

「うるさいわい！　お前なんかに世話できひんわ！」

　ついに足が出た。続けてお茶碗も飛んできた。職員たちがあざだらけになりそうだ。

　さすがに気の長い相談員も音を上げた。

「もうあきません……ほかの利用者さんが怖がって萎縮してしもて。今度は他所《よそ》でお願いしようと思いますわ」

スタッフ全体が弱気になっていた。


嵐を呼ぶフミさんがある日、肺炎で入院になった。

フミさんが入院した翌日、ショートステイは静寂だった。

ほっとした安堵《あんど》の静けさというより、どこかに何かを置き忘れてきたような、気が抜けたような、穴が開いたような、そんな静寂だった。

1カ月も経つと、スタッフの誰からともなく、こんな言葉が漏れるようになった。

「どうしてはるやろな」

「まだ退院できへんのやろか」

「お見舞いに行ってもええですか？」

「家に帰れへんのやったらうちに来るよう言うてあげて」

手のかかる子ほどかわいい、とはよく言われるが、高齢者の介護も同じこと。「なんでみんなとここにおらなあかんねん」と文句を言いながらも、フミさんは毎回やってきていた。心の底ではここの暮らしが気に入っていたのかもしれない。叩《たた》いたりつねったりはフミさんなりの感情表現であり、コミュニケーションの手段だったのだと思う。むしろそういうかたちでしか表現できなかったのだなあ、とあとになって理解できた。

なんだかんだでスタッフたちの心をわしづかみにしたフミさん。願いどおり2カ月後、入院先からショートステイに直行してきた。ところが、前回とは打って変わってシュンとしている。三回りくらい、小さなおばあちゃんになっていた。

1週間が経った頃、パートのスタッフが小走りに私のもとに駆け寄ってくる。満面の笑みでの報告。

「せんせぇ！　見てくださいい！　フミさんがつねりました！　ほら、こんなに跡ができたんですよ」

相談員もニコニコとうれしそうに日報に書いている。

「今日は、オムツ替えるときに3発殴られて、2回蹴られました！　1発はまともに顔に飛んできました！」

その後もスタッフがそれぞれ、殴られた、蹴られた、つねられたと報告してくれる。でも誰一人「痛かった」と言う人はいなかった。

みんなフミさんが元どおりのやんちゃができるほど回復したことを喜んでいた。もちろん私も同じ気持ちだった。

と、このエピソードを綴《つづ》っていたら、施設長をしている夫が覗《のぞ》き込んできた。

「あのフミさんの話か！　僕にも書かせて」

仕方ないなぁ、施設長らしくうまいこと書いてな。

＊　　＊　　＊

やんちゃなフミさんを朝、皆さんと一緒に食事してもらうため8時頃に起こしたら、「ギエー」とか「コラー、何すんねん」とか大きな声を出されます。大きな声が出ないときは、たいがい熱を出してはります。そうなると、体力の備蓄の少ないお年寄りのこと、酸素飽和度は下がるわ、血圧は上がり下がりするわと大変。車椅子で近所のお医者さんへ走ります。ここのお医者さんにはいつもお世話になっているので、よく把握してくださっています。

待合室ではしなびた菜っ葉みたいなのですが、診察室で聴診しようと服を脱がせた途端、「何すんねん、男が触らんといて」と大きな声。先生も看護師さんもワーカーもつねられ、蹴られて大騒ぎ。「これだけ大きな声が出て、動ければ大丈夫です」先生も看護師さんもニコニコ。良い先生が近くにおられてありがたいことです。

＊　＊　＊

介護されるのも人間、介護するのも人間、お互い気持ちの表し方も違えばぶつかり合うこともあるだろう。大切なのは相手の気持ちを尊重して接すること、そして行動の裏に隠れた本心を見つけ出してあげることだと思う。

おかえり、やんちゃなフミさん。今度一緒に餌やりしましょう。ずっとずっと長生きしてや。

その後フミさんは１００歳まで特別養護老人ホームで暮らしておられました。

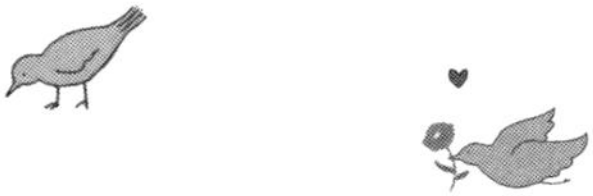

08 「呆《ぼ》ける」は神様からのプレゼント

訪問診療の依頼があった。患者さんは認知症の強い80代後半の男性だ。

おととしの春、義歯を付けた部分の歯茎が痛むという訴えで来院。訴えのとおり、義歯が強く当たっているところに潰瘍ができていたため、義歯を削って調整した。ところが潰瘍は小さくならない。2週間様子を見たが変わらず、口腔がんの疑いで大学病院に紹介状を書いた。

診断は扁平上皮《へんぺいじょうひ》がん。だが高齢であることから手術はせず、化学療法と放射線療法を受けて退院していた。

その後の管理は大学病院で行っていると思っていたのだが、どうやら近くの内科の主治医さんに診てもらっているらしい。

同じ患者さんから、前回と同じく義歯の下の歯茎が痛むという主訴があった。訪問すると、大学病院で化学療法と放射線療法を受けた部分がニワトリの卵ほど大きくなって、義歯が当たる床《しょう》の部分が浮き上がっているのが見える。

「がんやもんねぇ」

ご本人も、奥さんも、がんであることを分かっている。ご本人は重度の認知症があるから、奥さんが同意を求めるように繰り返す。

「がんがあるから、しゃあないけどなぁ」

淡々と繰り返す奥さん。ご本人もうなずく。淡々と。

「そやそや」

認知症が進み見当識も判断能力も低下しているご本人と、淡々と寄り添う奥さん。

「がんやからなぁ、しゃあないけどなぁ」

「そやそや」

「しゃあないわなぁ」

「そやそや」

唐突に、「呆けることは神様からの贈り物」の言葉が頭をよぎった。何年か前、本で読んだ気がする。その意味は、認知症が進んだら死ぬことを怖いと思わなくなるよ……ということだったかな。死という概念がなくなってきたんやね。

人生の終わりが近づくと、玉ねぎの薄皮が剥がれていくように、少しずつ生きるために必要なものを手放さなければいけなくなる。認知機能がしっかりしていると、失ったものをきっちり数えてしまう。取り戻せない喪失感で先に心が死にかねない。認知機能の低下で執着するものが減っていくのも神様からの贈り物かもしれない。

嘆く代わりに、おすすめの呪文。

「しゃあないなぁ」

「そやそや」

ご夫婦の上に、最期の日まで穏やかな毎日が続きますように。

09 えんげ懐石、始めました

高齢者にとって、食事は大きな楽しみの一つだ。栄養補給という面だけでなく、食べたいという思いが前向きな気持ちを生み出していく。

味はもちろん、見た目もまた食欲をそそる大きな要素でもある。おいしいものを食べたいという気持ちは高齢者でも若い人でも同じだし、どうせ食べてもらうならよりおいしく食べてもらいたい。

これは施設であろうが自宅介護であろうが同じだと思う。この問題を、例によって行き当たりばったりで解決したのが「えんげ懐石」である。

2008年、正午と夕方6時の1日2回、私は歯科診療室を抜け出して、ショートステイの食事風景を偵察に行く。

今日は、スプーンフィーディング（食事介助）を受けている女性の利用者さんの様子が気にかかった。お箸もお茶碗も持てるはずやのに？と思い、介助しているスタッフに聞いてみた。

「なんで食介してるん？」

「嚥下障害で、口に入れても喉へ送り込めへんので、全介助の指示が出てます」

「指示？　誰が出したん？」

「ケアマネさんです」

この利用者さんは、いわゆる切迫食い。口の中の物を嚥下できていないのに、どんどんかき込んで窒息しそうになる。しかし嚥下機能が悪いわけではない。口に入れる適量が分からず、食べるのに夢中で抑制が利かない。

なるほど、とその場を離れ、今度は厨房《ちゅうぼう》へ向かう。

厨房では調理を担当してくれる男性スタッフ、通称「おっちゃん」が食材を前に次のメニューを思案中。

「なぁおっちゃん、こんな利用者さんがいてはってな」

状況を説明しつつ、なんかええ知恵ないかねぇと相談してみる。

おっちゃんは以前、料理旅館の板前さんをしていた。

〝そうや、板前さんといえば！〟――私にあるアイデアがひらめいた。

おっちゃんに頼み込み、検食用に残していた食事を小さなお皿や器へ一口ずつよそってもらった。面白がったおっちゃん、張り切って見事な盛り付けを披露。おお、これぞ懐石や。さすが元板前さん！

渾身《こんしん》の逸品をお盆に載せて、しずしずと、食事介助を受けている利用者さんのもとへ。

「こちらは料理長おすすめの◯◯でございます」

器を丁寧にテーブルに置く。利用者さんは目をキラキラさせて器を覗き込み、器にそうっと手を添えて、右手で箸を持つ。つまんだ料理を丁寧に口に含み、ゆっくり噛んで味わって、ゴックン。自分で飲み込んでる。そしてまたしずしずと、次の一品が運ばれてくる。利用者さんはご機嫌で、一皿ずつ自分でたいらげた。「小桜の里」名物、嚥下が苦手でも思わずゴックンしたくなる「えんげ懐石」の誕生である。

日々の三食を栄養摂取という機能面だけでとらえると、効率よく流し入れようとする食事介助に行き着く。しかし食事の意味はそれだけではない。料理を愛《め》でる、味わうという行為が満たされた時間をつくる。このときの「介助」担当者は、幸せの時間を共有する伴走者でもある。利用者さんがゆっくりと自分で口に運び、食感や喉越しを楽しむ横で、安全に気を配る。

入浴や排泄《はいせつ》と並び、摂食は三大介護の一つ。要介護認定の審査項目にもこの概念は残る。入浴に失敗したら本人が大変。排泄に失敗したら家族が大変。摂食に失敗したら命が大変。だから在宅医療介護に関わるチームでの歯科医師の役割は、食べるための医療の提供ともいえる。

摂食や嚥下に関わる者も増えてきている。また、介護がどういうものかを総合的に理解し、認知症患者への対応や在宅診療に携わる歯科医師も育ってきてはいる。

しかし残念ながら、摂食・嚥下機能障害の診療が必要なはずの症例に、歯科医の介入要請が来ないことは依然として変わらない。

例えばパーキンソン病の患者さん。舌の運動障害が著しくなると、食べたものを喉へ送り込むことが難しくなる。体を起こした姿勢では、口からだらだらと食べ物をこぼしてしまう。だからリクライニングベッドで全介助となる。

でも、多くの患者さんは見た目ほど認知機能の低下がなく、自分で好きなように食べたいのだ。

だから、私たちはテーブルでの食事に挑戦する。車椅子に座ってもらい、鼻と耳の穴（正確には耳珠）を結んだ鼻聴導線《びちょうどうせん》を床面と平行にするところから始める。これは、動きにくくなった舌の角度をつくる。

丁寧に症例を観察すれば、ご本人の幸せを満たす介助の道が見えてくるもの。私はそれを粘り強く探したい。

こうして生まれたショートステイ名物の「えんげ懐石」は、利用者さんに大ウケで、近年いちばんのヒット作となった。それだけではない。「ご自身で楽しそうに食べる患者さんを見られる」とスタッフにも大好評だ。板前のおっちゃんもまんざらでない笑顔。三方よしやね。なお、「えんげ懐石」は、このあとも切迫食いの方だけでなく、小食や難病の利用者さんにも応用されていった。

好評のあまり注文が殺到し、盛り付けの手が足りないといううれしい悲鳴も。たまに懐石というより、料理を細かく分けただけの「わんこそばもどき」が運ばれていくこともあるが、そこはまぁ、ご愛嬌《あいきょう》ということで。

「料理は愛情」、この言葉は介護食にも通じるものだ。同じ料理でもちょっとした工夫でよりおいしく感じられる。こうした工夫、毎日でなくてもよいから、たまに自宅介護でもしてあげられるといいと思うのだけど。

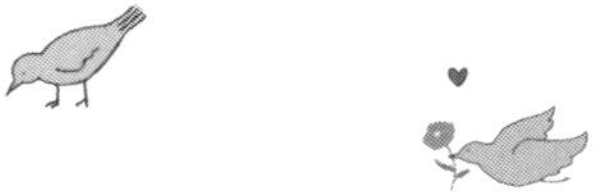

10 患者さんのために、できることはなんでもやる！

何かを始めようと思ったとき、それに関わる困難を考えたり、失敗を恐れたりするのはよくあることだ。私自身も迷い、戸惑いながら一つひとつ問題を解決し、今日に至っている。

もちろん失敗を考えなかったわけではないが、どうすれば成功できるか、とそれだけを考えて突き進んできた。頼まれると断れないおっちょこちょいの性格もあるけれど、それ以上に自分がやることは患者さんのためになるという思いが強かった。すべては患者さんのために、という使命感が、無茶な行動や行き当たりばったりを支えてくれたと言ってもいいかもしれない。

訪問診療に関わるようになったきっかけは、特別養護老人ホームで施設長をしていた叔父から、「おっちゃんの施設のおじいちゃん、おばあちゃんの歯をみてやってくれ」と頼まれ、ホームへの往診を始めたのだ。

往診を始めた頃は、診療室と同じ治療を家庭でも提供すること、いってみれば歯科医院の出前を目標としていた。だが、在宅診療は外来とずいぶん違う。漠然と新しい診療スタイルが必要だと考えるようになっていった。

その後、歯科の往診は訪問歯科診療と制度が変わり、訪問診療時の強い味方「ポータブルユニット」という切削機材も普及した。介護保険制度が始まり、口腔ケアの必要性が認識されるようになり、居宅療養管理指導という言葉も生まれた。こうした流れのなかで、要介護者の歯科診療に対する考え方も大きく変化していった。

1995年、施設からほかの歯科医院で、40回近く義歯の調整をしているのに、いつまで経ってもうまく食べられず、薬も飲めないままの患者さんがいるという訴えがあった。話を聞く限り、介護する側としてはもう打つ手がない状態だったけれど、どんな様子なのか直接見に行くことにした。

歯科医師は義歯を作ったり調整したりはするが、治療後の患者さんがその歯でどのような食べ方をしているかを見ることはほとんどない。診察室で「さぁ試しにどうぞ」と食事を出すことがないからだ。この点、在宅診療であれば、家にある食材をちょっと食べてもらうことができる。

実際に患者さんが食べる様子を見て驚いたのは、口元が予想と大きく違っていたことだ。上手に咀嚼《そしゃく》できているのに、いつまでもモグモグと口を動かしたまま、いっこうに飲み込む気配がない。いったいどうなっているのだろうと口を開けてもらったら、噛んで細かくなった食べ物が口の中でバラバラになっている。これは舌の動きが悪くて、食べ物をまとめて喉へ送り込めないときに起きる現象だ。つまり義歯の噛み合わせの問題でなく、口の機能が働いていないことが原因だったのだ。

おそらく、介護に携わる施設関係者やヘルパーたちのほうが、感覚的に気づける症状だろう。だが私は診療所で義歯の具合が悪いという訴えを聞き、歯の機能だけを診ていたため気がつかなかった。これ以来、「入れ歯の調子が悪い」との訴えがあったときは、摂食・嚥下機能障害も想定するようになった。

さて、摂食・嚥下機能障害だと判明した患者さんだが、治療してくれる医師を探してあちこち当たってみても見つからない。しゃあない、とりあえず自分でなんとかしよ。

即刻、夫と二人で書店に行って、嚥下に関する本を探した。当時、関連の本は20冊ぐらいしかなかった。欲しい本を手あたり次第カゴに入れたら、その棚は空っぽになった。多くは言語聴覚士の教科書だった。配送しようかと言ってくれたが、帰ってすぐに読みたかったので、夫と二人で、台車を借りて運んだ。手持ちの歯科の教科書では、唯一、生理学の教科書に嚥下に関する記載が1ページ足らずあるだけだった。食堂のテーブルに積み上げた20冊の本を土日のうちにすべて、といっても拾い読みだけど、読み上げたら、珍しく夫が「あんたすごいな」と言ってくれた。

そうだ、私はすごいのだ。おだてられたら、なんでも、どこまでもやる子ども時代がよみがえった。1997年、ここからうちの嚥下療法は始まった。目の前の患者さんに教えてもらいながら、教科書を開いた。結果、3カ月経ったあたりから患者さんの口腔機能はかなり改善された。

こうして要介護者の在宅歯科診療とは切っても切れない関係になった。うれしいことに訪問歯科診療を続けるなかで、熱心な歯科衛生士やST（言語聴覚士）など、口や舌の機能に関心のある人が積極的に参加してくれるようになっていった。

在宅での摂食・嚥下機能障害に対する支援は、本来どの専門職が行うべきか――これは悩ましい問題だ。治療や支援を「行う」立場の専門家が集まる学会には、日本摂食嚥下リハビリテーション学会というものがある。会員は医師・歯科医師・看護職・栄養士・歯科衛生士・歯科技工士・理学療法士・作業療法士・言語聴覚士・保育士・介護福祉士・ホームヘルパーなど、実にさまざまな職種に分かれる。

これに対し、支援を必要とする人、支援を「受ける」側にはジャンルなどない。一人の「まるごとの人間」だ。

何が言いたいかというと、摂食・嚥下機能障害はなんとかしてあげたいと思った医療・福祉・保健の専門職なら誰しも自分の専門領域を入り口に始めることができるということだ。そして行き着くところは同じ。ある摂食・嚥下機能障害の診断で、有名な神経内科の医師が「本当は自分が診断した患者さんの食事介助をしたいんです」と発言していたのを聞いて、同じ食べるための支援者同士だとうれしく感じたことが印象に残っている。

私たち歯科医師や歯科衛生士は、歯の治療中に患者さんが詰め物の材料や金属を飲み込んでしまうと困るため、嚥下反射や咽頭反射を出さないよう工夫している。このとき、口腔機能を意識しているわけだ。

STが口腔機能を意識しているのは、話すときと食べるときに用いる口腔内の部分がほとんど同じだからだ。栄養士は、食形態を追究すると口の機能まで知識を広げる必要がある。

またヘルパーや介護福祉士は、摂食や嚥下、姿勢について十分な理解がなければ専門職として食事介助は行えない。看護職は無論のこと、疾患への対応で摂食・嚥下機能障害の第一発見者になることが多くある。PT（理学療法士）・OT（作業療法士）は、各職種から相談を受けたあとに関わることが多いが、一度関わりだすと、機能評価から、姿勢、訓練、自助具まで広い範囲となり、一人で何役もこなす。

さらに在宅介護の場合、忘れてはならない観点がある。廃用性萎縮だ。廃用性萎縮とは、寝たきりなど長期間体が動かせずにいたときに、筋肉が萎縮して関節なども動きにくくなることをいう。

在宅の患者さんの多くは寝たきりで廃用性萎縮を起こしている。訪問診療を始めたばかりの頃は、世の中に「寝たきりさん」の体を起こしてみようという発想はほとんどなかった。しかし摂食・嚥下訓練で体を起こす動作を少しずつ繰り返すことにより、寝たきりからの解放も図ることができるようになる。

初診では足の裏の色を観察しつつ、端座位の時間を増やすところから始める。体幹保持のできない患者さんのベッドに上がり、患者さんを後ろから抱え起こす。この動きを繰り返すうちに、患者さんは次第にサイドレールを持って座れるようになる。こうして座位時間が増えると次第に首がもち上がり、周囲をキョロキョロ見回せるようになる。やがて唾を飲み込みゴックンという音が聞こえはじめる。さらに進んで、ベッドに腰かけて食事が摂れるようになるまで、早い患者さんであれば1カ月ほどだ。

まだこうした試みをする医師が少なかった頃は、この状況はちょっとミラクルに見えたようだ。でも決して特別なことではない。歯科医療と介護、リハビリの連携を地道に積み上げることにより、どんな在宅患者さんだって希望をもつことができる。口腔ケアは廃用性萎縮を改善、予防する特効薬なのである。

摂食・嚥下訓練で座位時間が増えてきたら、すぐにでも車椅子で外に出て、花見弁当を広げたい。来年は見られないかもしれない桜を見ながらお弁当を広げると、70年前、ご主人とのお見合いの席で見た桜、30年前娘の結婚式に見た桜、孫の入園式、入学式の桜が記憶のなかからよみがえるかもしれない。そう思っても、なかなか実現しづらい。ケアプランに載っていないからだ。一般的な介護保険サービスが時間の切り売りとなっているからだ。

みんな、患者さんの生きる姿や思いをちゃんとまるごと見て、介護保険サービスをつくってきたんか？　隙間がいっぱいできてるやんな。この隙間を埋めるのは、やっぱり家族しかないのかなぁ？　小学生でも放課後デイサービスがあるのにね。そやからうちは訪問介護もショートステイも小規模多機能に変えて、時間の切り売りはせえへんことにしたんや。

必要な制度を取り入れて、堂々とやりたいことをやれる道を一つひとつつくっていった。すべては目の前の患者さんのために。これが三十余年突き進んできた原点となっている。

やりたいことがあったら、なんのためにやるのかを考えて、問題の解決法を考え抜いて実行する。例えばそれが受験であれ、仕事の新しいプロジェクトであれ、家庭を守ることであれ、まず行動が大切だと思う。そうすれば結果が付いてくる。それだけの力は誰もがもっているのだ。自分と仲間を信じて突き進めば恐れるものは何もないと思う。

今日も私はじたばたと歯科医院と介護施設を行ったり来たりしながら突き進む。
患者さんが食べたいと言うなら、生きたいと言うなら。
できることは、なんでもやるで！

11 図面半分にしたら、うちの庭やった

物事を進めるときには、当人の意思だけでなく、勢いとタイミングが必要だと思う。取引先へのプレゼンが一日ずれただけでライバル会社に後れをとったり、恋人からのプロポーズを待っている間にほかの女性に奪われたり、タイミング一つで天国と地獄に分かれてしまうことがよくある。

タイミングを見極めることも大切だが、もう一つは勢い、勝負に出るパワーが大切になってくる。これは両方がうまく噛み合わないと悲惨な結果になりがちだ。まだ勝負に出るタイミングではないのに勢いだけで突っ走ってもだめだし、タイミングは良いのにそれを推進するだけの勢いがないときも物事は達成できない。私自身、このタイミングと勢いで一気に勝負に出たことがある。

私は訪問歯科診療と介護での在宅支援に希望を見いだし、介護支援専門員の資格をとって、2000年の介護保険制度の施行にあわせて居宅介護支援事業を開始。ケアマネジャーとヘルパーの事業所を開いた。

志は高かったが、預金通帳の残高は低かった。このままでは高校生になった息子の進学も危うい。

そこで庭に小さなデイサービスをつくり、事業の幅を広げたらうまく回るのではないかと考え、夫や職員に構想を話した。ところがことごとく反対され、あえなく撃沈。夫や職員いわく、これ以上仕事が増えたらたまらんらしい。

仕事って、いっぱいあったほうが面白いのに。そう思うのは私だけだったみたい。

ある日、訪問診療が一段落して片付けをしながら、患者さんたちと雑談していたときのこと。いつもにこやかな奥さまがずいぶん暗い顔なので理由を聞くと、

「うちの旦那、ショートステイ断られてん。よだれがひどくて、夜中にパジャマを何回も着替えさせないとあかんから、手間がかかるって。もう行くとこあらへんわ」

なるほど。普段、ご主人のお世話が生きがい！みたいに穏やかにしていたのは、ショートステイで奥さんも守られていたからだったのだ。

いや、ちょっと待って。患者さんの平和とわが家の通帳問題&忙しさ、このすべてを同時に解決できる方法は、デイサービスではなくショートステイと違うか？　そう考えると、いても立ってもいられなくなった。

月次訪問に来ていた会計事務所の担当とお茶を飲みながらその話をしたら、1週間後には上司を連れて構想を聞いてくれ、さらに建て貸しを考える地主や設計事務所を紹介してくれた。

紹介された土地が比較的広かったため、それならショートステイにグループホームをつけてみようと考えた。トントン拍子で具体的な計画が進み、1年ほどで中庭のある、ちょっとおしゃれな介護施設の設計図ができた。建主は、自分が入る特別室まで用意し楽しみにしていた。ところが、その建主が突然亡くなってしまったのだ。相続問題などの影響で計画は頓挫し、一枚の設計図だけが残った。

しゃあないけど、なんとかならんかなぁ。

一度燃え上がった気持ちにブレーキはかけられない。白紙に戻ったといっても設計図はできている。そこで新聞広告やチラシとにらめっこして土地を探した。だが、その設計図が入る大きさの土地は見つからない。

唯一の希望だった設計図は、いつの間にか端が折れてヨレヨレになっていた。

せめてこの半分、ショートステイだけでもできたらなぁ。

ぼやきながら設計図を半分に折ってみる。そのとき、診療所の横の庭が目に留まった。もしかして、と思いながら、何度も設計図と庭を見比べてみる。

……もしかして、いけるんちゃう？

窓越しに広がる庭には、色とりどりに咲くお気に入りの花々。亡くなった父が作ってくれた木製の真っ白なフェンスが映え、日の光を浴びてキラキラしている。大谷石で作った小径《こみち》にはもこもことした植栽や何種類ものグランドカバープランツが彩りを添えている。その先には、実家から持ってきたサクランボやレモンの木。どれも長い間大切にしてきた、愛着を感じる風景。失うのはつらい。

あぁ、それでも。ショートステイを、この庭につくりたい。

前回、夫と職員に反対された経験から、今度は秘密裡《ひみつり》にコトを進めることにした。設計図を作り直し、銀行融資の段取りまで決め、夫と職員に宣言。

「もう銀行融資も決めた。ショートステイ手伝うんか、手伝わへんのか」

イエス　オア　ノー!?の気迫が功を奏したのか、2003年、わが家の庭でショートステイが稼働することになった。

有能な歯科衛生士兼ケアマネジャーが、次々にショートステイの予約をとってきた。おかげで最初からいつも満床だったが、規模が小さいため職員の給料を出したら赤字になった。2階には1ユニットのグループホームを併設した。こちらは夫が管理することになり、入居者さんがゆっくり増えていった。人員基準が利用者3人に対し職員1人が必要となるため、私も夫も夜勤に出て、看護師だった母が手伝ってくれてなんとか回した。

ショートステイは摂食・嚥下機能障害の患者さんを想定してつくったのだが、8割が認知症がある利用者さんで埋まった。在宅診療をしている歯科医師や歯科衛生士は、自分の患者さんを施設に連れてきて診ようとする考えが湧かなかったのだ。また、摂食・嚥下機能障害の評価は多くのケアマネジャーにも届かなかった。

２００６年、介護保険制度に小規模多機能型居宅介護が加わった。小規模多機能型居宅介護は訪問介護とデイサービスとショートステイが一つになった介護サービスだ。夜間は泊まってもいいし、家に帰ってもいい。ただし、泊まると1泊２０００円ほどかかる。家に帰ったら夜中は家の人が見る。どっちを選ぶ？という介護サービス。

訪問介護では、ヘルパーは決められたことしかやってはいけない。どんなに気になっても、エアコンのフィルターの掃除はだめ。利用者さんの部屋以外を片付けてはいけない。デイサービスの帰り道、車でコンビニに寄って夕食を調達するのもアウト。だけど、高齢者の困りごとは、そんなにきっちりと割り切れない。やっぱり訪問介護は何かと不合理だとずっと感じていた。だから、利用者さんが自分らしく生活するために、総合的にケアできる小規模多機能型居宅介護の制度は、私がイメージしてきた介護保険の目的に合致し、とてもうれしかった。それで、すでにあったショートステイや訪問介護も、小規模多機能型居宅介護に移行させていった。

小規模多機能型居宅介護は利用者さんにとっても使い勝手が良かったようだ。次第に評判が広がり、にぎわいを見せるようになっていった。

その頃から、歯科衛生士兼ケアマネジャーは法人の看板職員となって、水を得た魚のようにいきいきと活躍していた。

夜勤には大学生になった職員の息子たちが、土日には小さい頃から外来で通ってきた近所の学生たちが、それぞれアルバイトで入ってくれた。

利用者さんの多くは認知症がある。夕方になると「もう帰る」と言い続けたり、休むことなく歩き回ったり、妄想が出て一晩中窓ガラスを拭き続けたりと、ユニークな利用者さんもいたが、アルバイトの子たちはその一人ひとりに寄り添ってくれた。一晩中、利用者さんと手をつないでいてくれた学生もいた。4年後、彼らはそれぞれ大学を卒業し、希望する企業に就職していった。

当時は認知症に関する情報も少なく、利用者さんの人格を認める風潮も育っていなかった。介護職員として長年仕事を続けていた職員ほどその傾向が強く、アルバイトをしてくれた大学生のケアが光って見えたのも、古い介護の常識に触れることがなかったからかもしれない。

タイミングと勢いがうまく噛み合って成功した事例ではあるけれど、漠然と考えているだけでは決して達成できなかったと思う。あきらめることなく、常に考えていたからこそ、自宅の庭を利用するという発想が浮かんだのだ。困難だと思ってもあきらめることなく、前向きに解決法を探していけば、必ず神様はほほえんでくれるはず。そしていつか必ずタイミングは訪れるから、その瞬間を逃さないように感覚を研ぎ澄ましていよう。

図面を半分にして、うちの庭から始まったショートステイは、2011年には3カ所の小規模多機能型居宅介護施設と制度と名前を変えた。えんがわサロンや、認知症カフェなどの活動拠点としても活躍し、地域の人々の支えになってくれたらうれしい。

図面は半分になったけれど、夢は何倍にも広がり続けている。まだまだ、これからやで。

12 ほどよいサイズは16キロ

物事には向き不向きがあり、当然、力量も人それぞれだ。デスクワークの人にいきなりマラソンをさせるのは無茶だし、格闘技の選手に一日中パソコン作業をしろというのも無理な相談ではないか。やはり適材適所で自分の力量に応じた仕事ができるのが、私たちにとって幸せなことなのだと思う。

その力量をオーバーした業務を強いられて結局うまくいかなかったり、逆にもっとできるはずなのに、実力以下の業務しかできずに宝の持ち腐れのような状態になってしまったりすることもよくあることだ。

さて、介護施設としての私の施設の最大サイズは16キロである。

いきなりなんの話かと思うだろうが、これは距離の話。つまり施設でカバーできる範囲のことである。訪問診療や往診は、「保険医療機関の所在地と患家の所在地との距離が16キロメートルを超える場合、当該保険医療機関からの往診を必要とする絶対的な理由が必要」とされているのだ。つまり、訪問診療ができるお宅は、うちの診療所から最大で16キロ圏内。

この16キロという長さ、半端な気がするのはおそらく単位の違い。1マイルが約1・6キロメートルなのでそこから換算されているのではないかと思う。

もちろん全国どこでも16キロとはならない。地域によって事情が違う。都市部で人口が密集するところだと拠点はもっと多くないとさばききれないし、過疎地だと集落同士が遠くて、そんな距離ではとてもカバーできないだろう。要は、患者さんに適切な対応ができる医師の配置のバランスが、16キロという単位なのだ。

私たちの施設の場合、16キロというと範囲は意外と広い。この診療所からの半径で考えれば大津市内の中心街は無論、草津、守山、京都市内まで範囲がとれる。車の移動で20～30分ほどが訪問診療のほどよいサイズだ。

30年前は頼まれて30キロメートルくらいの範囲まで往診に行ったこともあるが、訪問診療の制度が整ったときにほかの医師に譲った。当時は制度の壁を感じて理不尽な気もしたが、現実的に考えると30キロだと急患対応もできないし、やはり16キロという範囲は理にかなっているのだろう。

山あいの郊外住宅地にあるこの診療所でいうと、16キロはこちらから出かけていく訪問診療での最大サイズだ。地域の人たちが集まってきて顔が見える拠点として活動できる範囲はせいぜい5キロメートルではないかと感じる。

もちろん16キロを医療や福祉の商圏と考えて事業拡大にうつつを抜かし、獲物を漁るように患者さんや利用者さんをかき集めるやり方では地域に根付くことはない。浮いた根っこは引っこ抜かれる。早晩、地域の人たちから見限られるだろう。

私たちの施設は決してもうかっているわけではないが、なんとか職員の給料を支払いながら回していけている。これは地域の人たちとの良好な関係が築け、地域の人たちの信用を得られたからこそである。

自分の足元を見て適切な範囲でベストの対応をする。これはどんな職種においても同じだと思う。自分の力量を見誤ることなく、背伸びをせずに目の前の仕事に取り組むことで、周囲からも求められるようになるし、やがて力量も上がりワンランク上の仕事もこなせるようになる。

自分の力量を適切に把握し、それに応じた仕事を達成することが次のステップへの正しい道筋だと思う。ただ、行き当たりばったりで突き進んできた私の言葉では説得力がないかもしれへんなぁ。

診療所の窓を開けると、心地よく吹き込む風とともに、地域の人たちの笑い声や歌声が聞こえる。楽しそうに何かやっている姿を追いかけ見れば、いつもの元気な笑顔が並んでいる。

手も目も届く、ちょうどいいサイズが16キロ。その距離に、こんな歯科診療所がぽつぽつと、あちこちの地域に点在してほしい。

13 泣いてるのは痛いからちゃうねん

訪問歯科診療の患者さんのなかに、重度の認知症のため、まったく意思疎通ができないおばあさんがいる。痛み刺激にも反応不明、目の焦点も合わない、大声で話しかけても無反応で、耳も聴こえていないのかもしれない。

それでも、家族はどれだけ手間がかかっても口から食べさせることを続けている。食事時間になると、家族二人がかりでちゃぶ台の前の座椅子に座らせ、義歯を入れ、5、6種類もある軟菜と粥食《かゆしょく》を全介助で食べさせている。唇にスプーンや箸が触れると口を開け、口の中に食べ物が入ると下顎が動きだし咀嚼運動が起こる。時間がかかり、時々むせたりもするが、なんとか嚥下できた。

しかし時折、パタッと咀嚼運動が止まる。すると、娘さんが下顎義歯の前歯の付根を箸でカンカンと叩く。するとまた咀嚼が始まる。これは下顎反射によるもの。本人の意思とは別のところでも、人はちゃんと食べることができるのだ。

ご家族が咀嚼と嚥下の仕組みをしっかりと理解してくださっていて、食事のときは必ず義歯を装着し、座って食べるよう支えておられたので、おばあさんは植物状態のような体でも義歯を使って口から食べる営みを続けていけた。

生きるって、力強いもんやなぁ。

義歯をカンカン叩く音で反応するおばあさんの仕草を見るたび、生きる力の強さを感じ、じんわりと目頭が熱くなる。


もう一人、ショートステイの利用者・トシエさんのお話。住まいにしている特養ホームから「入れ歯を紛失した」と連絡をもらった。義歯がなければ食べることができなくなる。これはさぞお困りだろうと、連日昼休みにホームへ訪問し、4日間で義歯を仕上げた。

トシエさんも高齢女性なのだが、運動機能は5メートルほど伝い歩きするのがやっと。認知症はかなり強く出ていて、自分の名前も言ってくれない。ただ息子の顔だけはなんとか分かっていそうな反応だった。

私は訪問診療で患者さんの家を訪ねるとき、基本的に白衣は着用しない。白衣を着ていると専門の偉い先生だからと萎縮することも考えられ、意見を言いづらくなる恐れがある。ご家族など介護される方も、医師だから病気・症状の話だけしかできないと遠慮してしまうかもしれない。だから、できるだけ普段のままの環境に溶け込んで生活全般の不安や悩みを出しやすい服装を選んでいる。

逆に、白衣の力を借りることもある。特に認知症が強い方には、視覚に訴えることでお医者さんだと理解してもらいやすいからだ。とはいえ、認知症の方の認識の強度は一日のなかでも一定しないため、いきなり白衣が目の前に現れると「怖い人が来た！」と身構えてしまうかもしれない。ご家族との距離もできてしまう恐れがある。そんなときはお宅に着いてから白衣に着替えさせてもらっている。

そのくらい、患者さんにとっての不安は大きいわけだ。

さて、義歯を紛失したトシエさんの話。義歯の型どりを始めたときは、穏やかに受け入れてくれた。ゆっくりと話しかけながら、ミラー・ピンセットや型をとるトレーなどを並べていく。

「ちょっと口、開けてもらえるかなぁ？」

トシエさん、問題なく口を開けてくれた。このあといちばん難しい型どりのための噛む作業。ちゃんと理解してくれるかなぁ。

引き続き話しかけながらそぉっと薄いビニールを噛み合わせる箇所に置く。

ちょっと失礼しますよぉ、と自然に噛む行為を誘導し、型どりもなんとか成功した。

ところが、いよいよ出来上がった義歯をいったん装着し、微調整する段階で事件が起きた。噛み合わせ調整のために義歯を外そうとしたとき、トシエさんが私の手を払いのけようと、叩いてきたのだ。

トシエさん、ちょっとごめんやで、と叩かれる合間をぬって、得意の早業でささっと義歯を外した。

すると、義歯を盗まれた！と思ったのだろう、トシエさんは小さな歯茎で、私の腕にがぶっと噛みついてきたのだ。居合わせた息子さんが大声を上げて叱りながらトシエさんに飛びかかる。トシエさんは羽交い締めにされながら手をバタバタさせ、とうとう泣きだしてしまった。

私は息子さんの手を振り解き、トシエさんを奪い返す。

「そんなこと、しやんといてぇ！」トシエさんの悲壮な気持ちが乗り移り、思わず涙がこぼれた。痛いからじゃないねん、トシエさんの気持ちが分かるからやねん。

認知症で意思疎通が図れなくても、患者さんにはちゃんと感情がある。患者さんに寄り添い、共感することでほんのわずかでも相手の気持ちが見えるようになる。その瞬間を見逃さないことも私たちにとって大切な能力だといえる。

同行していた技工士が、騒ぎの間に磨いてくれた義歯を、トシエさんの口に戻した。私に抱きかかえられていたトシエさんが、ぐぅっと私に寄りかかってくる。そして、噛んだ腕をそっとなでてくれた。私はトシエさんを抱く力をそっと強くする。

大丈夫よぉ、全然痛くないからねぇ。入れ歯、盗っちゃってごめんねぇ。トシエさん、両手を合わせてにっこり笑ってくれた。

あぁ、あかん。

また涙腺のゆるむ瞬間を技工士さんに見られてしもた。

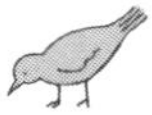

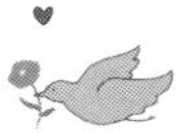

14 笑うてくれたら成功や

昨今、病院の受付でもＤＸが推進され、いずれ紙の保険証も廃止されるらしい。しかしこの制度改革は在宅医療が置き去りにされ、制度のための制度になっている気がしてならない。いろいろと話を聞いていくと、この制度のなかでは患者さん個々の存在が無視されているような気がするのだ。

滋賀県議団との意見交換会で、マイナンバーカードによる健康保険証利用が在宅医療に適用されない状態のまま、制度が開始されたことが話題になった。由々しき状態だと危機感をもった人たちが多く、意見交換会が終了したあとも、在宅医療の現状を質問する議員がいたほどだ。

マイナンバーカードと健康保険証を一体化させたマイナ保険証の利用促進を図る国

が、現行の健康保険証の新規発行を2024年12月2日に廃止するそうだ。マイナンバーカードの取得は任意であったはず。そもそもマイナンバーカードの普及自体が後手に回っているうえに、高齢者ほど新しいツールへの対応力がない現状を踏まえると、マイナ保険証をめぐる大混乱は当面、多くの人の頭を悩ませることだろう。

日本の人口は加速度的に減少している。2022年の出生数79万9000人は、87歳の人口79万2000人とほぼ同数。生産年齢人口も年々減り続け、人手不足を補うためのDXが進む。自動レジを導入する診療所も増えてきた。たしかに自動レジを設置すると診療終了後の会計の時間は短縮される。受付業務での残業も減って職員の働き方改革は進むだろう。

しかし、診療後の受付は、単に診察券を返したりお金を払ったりする場としてのみ機能しているのではない。診察が始まる前には職員と言葉を交わして緊張を和らげ、診療が終わって会計を待つ間には、家や施設に戻ってからの療養でどんなことに注意が必要なのか相談に乗る。受付は診療所と家庭をつなぐ緩衝地帯なのだ。

採用試験でも、面接終了を宣言した直後のほっとしたひとときの会話に人間性が出るという話を聞いたことはないだろうか。患者さんとの関係もまさにこれだ。受付でのなにげない会話のなかで、患者さん本人と家族の生活習慣の情報が得られ、症状の背景がようやく理解できたという経験もしばしばある。診察室では、緊張のせいか口を開こうとしなかった患者さんが、受付に戻ってきて抱えている不安を口にし、会話が成立したことも少なくない。

診療所のなかで、患者さんが最もリラックスできる話し相手となるはずの受付が、処理は速いものの心の機微を理解しないシステムにとって代わられると、どんな未来になっていくのだろう。

医療も介護も保険制度のなかで動くしかないが、効率を追求しすぎると患者さんや利用者さんを診療報酬のポイントとして扱いかねない危うさがある。目的なく導入した診療システムにより患者さんの安心感が半減し、うつむいたまま背中を丸めて玄関を出て行く後ろ姿が目に浮かぶ。その診療所、ほんまに患者さんを、見てるか？

言っておくが、DXそのものに反対しているのではない。機械化や自動化によりばかばかしい煩雑な作業が減って、その分をもっと人間らしいやりとりをする時間に充てていくのであれば導入のしがいもあるだろう。訪問歯科診療だって、技術の進歩によりポータブルの機器が開発されたからこそ、これはいけるかもしれん！と確信できたのだ。技術は使いこなすものであって、振り回されたらあかんのよ。

私の理想は、みんなが笑ってこの診療所を出て行ってくれること。

歯槽膿漏で来院した女性患者さんのしかめっ面が、会計する頃には受付で冗談を言えるほど柔らかくなる。義歯が合わないと肩をいからせ額にシワを寄せて怒りをぶつける男性患者さんが、診療後玄関先で見送ったときに軽口を叩いたら片手を上げて、背中が笑ってくれている。

歯医者に通うのは意外にハードルが高いもの。頑張ってやって来て、治療後に笑顔で帰ってもらうのが何よりの喜びだ。

笑って診療所を出て行く患者さんの姿を見て、私はにんまりする。よっしゃ、今日もええ日や。

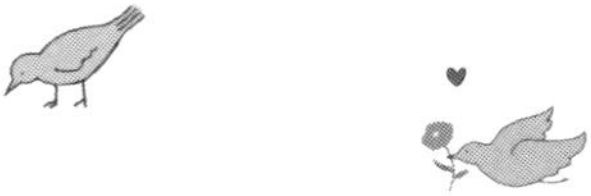

15 ええとこだけのジグソーパズルにしよ

人に働いてもらうのはなかなか苦労することでもある。行き当たりばったりで好き放題の私でも、こと採用となると慎重にならざるを得ない。雇用側の考えとスタッフの考えに隔たりがあることも多く、そのギャップを埋めるにはそれなりのエネルギーを使わなければならない。

相手も人間なだけに、一方的に理想を押し付けるだけでは逆に反発を招いてしまう。またスタッフ側の意向だけを取り入れれば組織としての体をなさなくなってしまうこともある。そこで大切なのはお互いの信頼関係なのだと思う。

診療所で働くスタッフたち。その多くは、講師依頼された研修に参加していた人でこれはと思って声をかけた人。あるいはその人たちが紹介してくれた人だ。私のやり方を面白がって、一緒にやっていきたいと思ってくれた人のつながりで20年以上回ってきた。といっても、私の考えを完全コピーした人間が集まっているわけではない。

理想は私だけのものではない。患者さん自身が、職員自らが、描いてつくるものだ。みんなそれぞれ、こうしたい、ああなるといいなぁという世界をもっている。そして、実現するための力も人それぞれだ。

人には人の持ち分がある。得意、不得意が違っている。例えば目から鼻へ抜けるほど頭の回転が速い人は、何かにつけて重宝される。てきぱきと要領よく活躍する姿は憧れの的。理想のスタッフとして目標においておきたくなる。

しかし、そういうタイプはえてして詰めが甘い。ざっくり全体像をつかんだらパッと動きだすから、細かなところを見落とすかもしれないし、繰り返しの手順を無駄に感じて根気が続かないかもしれない。だから、教科書どおりに一つひとつじっくり進む人も、必要なのだ。

人はみんな、凸凹の形がちょっとずつ異なるジグソーパズルのピース。その人の形に合わせてここに置いてみよう、これを合わせてみよう。もっと言えば、このジグソーパズルは、全部をぴったりはめて完成させる必要もない。7割ほど埋まっていたらもうけものと、私は思っている。

こんな考え方だから、「人材育成」の言葉を聞くとなんとなく落ち着かなくなる。「育てる」んやなくて、「育つ」もんやろと考えるのだ。

雇い主や上司の理想を形にしたような、外から整えられる盆栽やなくて、スタッフがそれぞれの特性を活かした草木へと、自分で好き勝手に育っていく見守り。それこそが私の役割。そのための土づくり、水やり、草引き……自分で超えられるきっかけを逃さずにいたいと思っている。

というわけで、私はスタッフに対し、指導というよりはとことんしゃべる機会をもつことを大切にしている。もちろん、命に関わるラインのクリアは絶対条件。そのうえで、教科書どおりの診療ができ、患者さんに満足してもらえれば十分だ。あとは、スタッフ自身の居心地が良くなるよう、たっぷりおしゃべり。特に自分と合わないタイプの人ほど時間をかける。

目指す方向は荒っぽくでも共有しよう。法人理念。私たちの理念は「尊厳を守れ」。これ一つ。現場のスタッフに、うちの理念言うてみ！と抜き打ちで聞くときもある。シンプルなので誰でも「尊厳！」と即答してくれる。

この尊厳には、患者さんだけでなくスタッフ同士も入っている。

みんな、必ずどこか良い面があるはずだ。陰でグチグチと人物評価するのはNG。他人は憎まず、何が自分にとって具合悪いと感じているのかを探ろう。人物は、いいところだけを見ておきたい。

「陰でグチグチと人物評価」については、一度、スタッフと揉めたことがある。あるスタッフが、連絡なしで欠勤したときのことだ。翌朝、シフトを組み直していたスタッフと、その横で書類整理をしていたスタッフがこの顛末《てんまつ》を話題にしていた。

「あの子、なんで職場に連絡してけえへんねや。シフトで迷惑かかるん分かってるやろ、普通。シフト担当の僕に連絡せな、おかしいやろ」

「そやそや。いっつもそうやで、あの子。人間としておかしいわ」

おーい、ちょっと待って。それはあかんやろ。

ちょっとぼやいて軽口を叩き合っていただけのつもりが、突然私に「はい、そこ座りよし」と説教をくらう羽目になった二人は、地雷を踏んでもたわという顔で、亀の子が首を引っ込めるように背中を丸めて聞いている。けど、大事なことやし、言うとかなあかん。


ひとつめ。「なんで連絡しなかったんや」。

そやね、たしかに彼女は優柔不断なところ、あるかもね。けど、あんたら、彼女がどんな気持ちでいやはったか、考えてみたったか?

なんかだるい、しんどい、熱っぽい……行こうかな、休もうかな、どうしようかなって迷ってるうちに、時間が経ってしもた。熱も上がってきた。あぁ、今さら電話したって叱られてまう……どうしよう……。

あんたら、誰か心配して電話してあげんかったん?


ふたつめ。「僕に連絡せな、おかしいやろ」ていうけどな、誰に連絡するのか、ちゃんと決めてあったんか？

普通そうやとか、みんなやるもんやとか、決めつけた言い方してるけど、それはみんなが守ることやとみんなで合意したルールになってるんか？

それに、なんでシフト係のあんたには連絡できんと、ほかの子にメールしたんやろね。過去に電話もらったとき、萎縮するような声かけしたりせんかったか？


みっつめ。「人間としておかしいわ」これはあかん。

仕事としての話を、人間の存在の話にしたら、絶対にあかん。

うちの理念は何や、言うてみ。

そうや「尊厳」や。利用者さん・入居者さんの尊厳だけやないよ、スタッフも人間。尊厳は守る。人間の否定は絶対にしたらあかん。


いつも言うてるやろ。なんか起きたら、「あぁ、そういう特性のある人やってんな」て理解して、「しゃあないなぁ」とあきらめる。そのうえで、次にどうしたらうまく動いてもらえるやろかって、自分の行動のほうをなんとかしていくように考えるんやでって。

人はそれぞれ、ものの見方も感じ方も考え方も違うもんや。

もしかしたら彼女の感覚では、あんたらは、些細なことにこだわって邪魔くさい人やと理解されてるかもしれんよ。

「ジグソーパズル7割説」を支持する私としては、人が自分の感覚に合った仕事をしてくれるのは7割くらいなものだと思っているし、それで十分。

どんな人にも得手不得手があり、もっている力量以上のことはできない。それが特性だ。その力量をもち寄ってチームで仕事をしているのだから、互いの特性を理解し合い、自分の好みや価値都合に合わないことがあっても「しゃあないなぁ」でやり過ごして回る方法を考える。相手を変えることはできないから、自分の受け取り方を変えていく。それがあきらめるってこと。

あきらめは、願い事が叶わないときに思いを断ち切るという意味で使われることが多いが、本来は「諦観」「諦聴」にあるように、「つまびらかにする」「明らかにする」ことである。諦の字には、真理やものの道理という意味がある。

道理をわきまえることによって、なぜ自分の思い描く状態にならないのかが明らかになり、納得して断念する。これがあきらめのプロセスなのだ。

自分と周囲の事実を事実として認め、そのうえで前を向き、自分が目指すところを見定める。いつも適当に言うてるようで「しゃあないなぁ、あきらめが肝心」にも、こんな理由があるんよ。

私のスタッフとの接し方は、とことん話し合って、お互い納得したうえで一緒に仕事をしていくこと。一方的に押し付けるのは人材育成ではなくて人材を操作することになる。それじゃ育つはずはない。スタッフも私も同じ立場で人と人として話し合うことが、円滑で気持ちいい職場環境をつくりだすことにつながるはずだ。だからこそ、気になったことがあればそのままにせず、その場できちんと話し合う。そしてあとは一切そのことには触れないようにしている。

亀の子みたいになってしまったスタッフ二人の気持ちも大事にしてあげたいところだから、フォローの声かけ。

腹立ったら、悪口みたいに言わんと私んとこへおいで。いつでも愚痴、聞いたげる。で、どうしていったらええか一緒に考えよ。

そこへ、年季の入った年配スタッフの大きな声が降ってきた。

「しゃあないなぁ、で済んだら世話ないわなぁ」

あー、伏兵ここにいたんかぁ。さぁどないしよ。

16 ホームランは打たんでええねん

介護の仕事をしていると、往々にしてマニュアルどおりの対応をすべきか、それとも個別対応をすべきかで議論になることが多い。もちろんマニュアルに従うことは大切だが、相手はそれぞれ違う人格の患者さんなので、杓子《しゃくし》定規のような対応が患者さんにとって幸せなのかどうか、迷うこともある。

大きな病院や施設であれば、マニュアルに則った対応が優先されるのかもしれない。しかし私たちの施設では、マニュアルどおりの対応で患者さんのＱＯＬが損なわれることは避けたいし、逆にマニュアルを無視して事故につながるようなことがあっては絶対に許されない。

私としては、やはり患者さんごとにどういう対応をすべきか事前に話し合い、最も適した対応を考えていくことがベストだと思っている。

あるとき、ケアマネジャーとショートステイ相談員が、パーキンソン症候群の女性利用者さんをめぐって押し問答している。この利用者さん、舌の運動機能障害があるものの、嚥下反射はあって、飲み込むときの喉仏の動き（喉頭挙上）もある。

「家族が『絶対に寝かせて全介助で食べさせてくれ』って言ってはります」

ベテランのケアマネジャーの言葉に、若いショートステイ相談員が食い下がる。

「食事が前に置かれると素早く自分でスプーンを持って食べはじめる人に、こぼす量が多いという理由だけで最初から寝かせて全介助はできません。寝かせたら自分で食べることができませんから。姿勢と顔の角度調整をしたら食べられます。自分でスプーンを持って食べることは、彼女が唯一、自分でできることなんです！」

偉い！　頑張れ！　ケアマネに押し切られたらあかんで！

ところがベテランのケアマネ、一歩も引かず。

「デイサービスで最初から寝かせて全介助したら10割摂取できているんですよ。ショートではこぼして全量摂取できてないんでしょう？　本人にスプーンを持たせないで、最初から寝かせて全介助してください！」

若い相談員、しぼんできた。

「スプーンを持たせないなら抑制が必要ですが、うちは抑制しないんです……と理事長が言ってました」

こらこら、それってあんたの意見とちゃうんかい！

あと一歩のところで押し切られてしまった相談員。そこでちょっとだけ助け舟を出して、本当に利用者さんのためになるのはなんなのかを考えてもらう。

「食事って、栄養摂取だけやろか。全量を体内に入れることと、自分の手で食べているという実感をもてることと、どっちが人間として尊厳を守ることにつながるかな……」

福祉関係には優しい人が多い。目の前に困った人がいたら全力で「やってあげよう」と言う。だけど、それが本当に相手のためになっているかは、立ち止まって考えるべきなのだ。

今の処遇は、本当にその人の尊厳、守っているか？「家族の要望だから」「マニュアルではこうするから」という他人任せな判断や、「私ならここまでやってあげられる」という自己満足になっていないか？

言っておくが、マニュアルどおりにしてはいけないということではない。マニュアルは、誰でも手順どおりにこなしていけば一定水準で対応できる優れもの。特に命に関わるような重大な処置はマニュアルに沿った手順確認が重要となる。それでも、ガチガチに考えてマニュアルどおりでなければならないと決めつけるのは考えものだ。肩の力を抜きすぎるのはまずいけれど、臨機応変は大事。

こうした心得は、毎日思い起こして自戒する。

私も含め、誰だって毎日の臨床のなかで修業中の身。完璧なふるまいなどできるわけがない。いやむしろできなくていい。

例えば私。法人を立ち上げるときも、自分では経理のケの字も分からんから、経験のあるスタッフを集めた。次々と襲いかかってくる制度変更の嵐にも、誰彼となく聞いて回って教えてもらい、一緒に勉強する仲間をつくって、少しずつ埋めていった。

超人はそうそういない。常にホームランを狙おうと気負うことはないし、周りにも期待しなくていい。じゃあ、苦手な球が飛んできたときは？　パッと誰か、得意な人を連れてきて、自分の前にもってきたらいいだけだ。しんどいことはそこそこにして、するりと逃げる、かわす。

すべてを自分でしようと思わなくていい。仕事ができないと言われている人は、実はできることは結構あるのに、指示されたことが多すぎたり複雑すぎたりして、うまく回せていない場合がかなりある。

全体像を把握するのが苦手な人に、全部の段取りを任せてしまうと、どんどん自信を失って小さくなってしまう。その代わり、一つひとつを丁寧に仕上げ、びっくりするほどきれいにしていたり、暴れ回っていた男性利用者さんを落ち着かせておんぶして連れて帰ってきてくれたり。段取りができない人のいい話は山ほどある。

それぞれの人の能力をそのまま信じることが良い関係性につながる。能力よりやる気がものをいう。これを言ったら相手がどこまでやってくれそうか見極めて、じゃあここまでやってもらおうよ、と任せるのだ。

大事なのは、患者さんであり利用者さん、入居者さんだ。自分の意地で何かをするというのは大きな間違いだと思う。

もし意見が対立したら？　とりあえず自分は横におこう。そして、相手が何を考え、なぜそんな言動をとっているのかを考える。そして、いちばん重要な軸「患者さん・利用者さんの尊厳」を貫き通し、相手と自分の言いたいポイントを明らかにしつつ、本当に患者さん・利用者さんの尊厳を守れているかを考える。

ただ、そうは思っていても、周りを見回すと、自分よりすごい人がいっぱいだと悩みがち。特に若いうち、経験の浅いうちは、年数の差を見ただけで萎縮してしまう。

ここで覚えておきたいのが、誰と比べるのかだ。

特性も得手不得手も異なる他人との比較はナンセンス。比べるべきは、昨日の自分と明日の自分だ。少しでも昨日の自分より成長したか。わずかでも明日の自分を押し上げる努力をしているか。厳しいようだが、自分のことは自分が解決するしかない。

私は毎日、午前、午後、夕方と、患者さんや利用者さんの間を回る。治療は丁寧に教科書どおりに。でも患者さんたちが欲しいのは安心だ。だから、患者さんに声をかけ、手を握り、笑いかけて話を聞き、心配事を雑談のなかから分析する。

私の仕事の半分以上は愚痴を聴くことだ。主な悩みは対人関係。これも、相手も自分もどんどん気持ちは変わり続けている。だから、聴くときはあくまで今の時点のことだと思っておく。でも、私が気持ちを分かろうとしていることは伝えたいから、まっすぐ向いて、聴く。

これは介護の仕事に限らず、どんな仕事でも同じだと思う。たまに華々しいホームランを打つ人よりも、こつこつヒットを重ねていく人が強い領域って、絶対にあるのだ。だからホームランなど狙わずに、自分がやるべき仕事をこつこつとこなしてヒットを積み重ねることが大事だと思う。そのためにマニュアルに従うか、ある程度幅をもたせるのかは臨機応変に判断してほしい。そのときに考えるべきことは、なんのためにその仕事をやるのか、ということだ。

私たちの介護の仕事では、すべては患者さん、利用者さん、入居者さんのために行っている。自分の仕事の本質を見いだすことで、自分のやるべきことが見えてくるのだ。

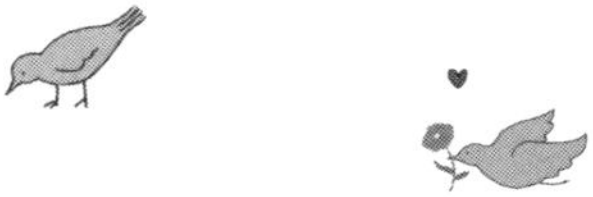

17 起きたことは、しゃあないやん

誰でも自分の力ではどうすることもできない理不尽な現実にさらされ、どうしていいか分からなくなることがあると思う。子どもの頃なら、親の仕事の都合による引っ越しや転校。親しい友達と別れ、新しい環境になじめずに親に怒りをぶつけるようなこともあるだろう。

また、突然重い病気にかかって入院生活を余儀なくされ、絶望の淵《ふち》に突き落とされることもある。さらに親やきょうだい、大切な家族が事故や病気で亡くなってしまうことすらあるかもしれない。

残酷なようだが、泣こうが喚《わめ》こうが起きてしまったことは決して元には戻せない。なかったことにはできない。それでも今までと同じように時間は過ぎていく。なのに、いつまでも起きたことにこだわり、「あれさえなければ」と誰もが考えてしまう。

ただ、過ぎたことにこだわって自分の身の不運を嘆いたとしても、何一つ物事が良くなることはないのだ。

私にはそんなとき、つぶやいてみる言葉がある。

「起きたことは、しゃあないやん」

今まで何度も、自分ではどうしようもない現実にさらされたときに、この言葉のおかげで前を向くことができた。

私もまた、家の引っ越しで見知らぬ小学校に通うようになり、孤独感や疎外感のなかで、我慢しながら過ごしていた時期がある。そのときに父がよく言っていた言葉が「起きたことは、しゃあない」だった。

父の言葉は私にとって、孤独な状況を支えてくれた言葉だったのかもしれない。

「しゃあない」はあきらめの言葉ととらえられがちだが、私にとっては前を向いて進めるよう背中を押してくれる言葉だった。

医大に入学したときも、歯科医院を開業したときも、いくつも介護施設をつくっていったときも、問題が起きるたびに私の心を支えてくれたのは「しゃあないやん」だった。「しゃあないやん、だったらどうする」と考えて常に前に進んでいった。介護の領域に踏み込んだときも、法律の壁に阻まれ、「しゃあないやん」と割り切ったうえで何をすればその壁を突破できるかを考え、介護関連の資格をとることで乗り越えてきた。

その後も地域の人たちの要望で施設を拡大しながら、何度も「しゃあないやん」とつぶやく瞬間が続いた。それでもその都度、解決策を見いだし、患者さんや利用者さん、入居者さんのために突き進んでくることができた。

私の「しゃあない」は起きたことや現実をきちんと受け止めて、解決策を探すための言葉である。考えることを放棄してあきらめてしまったら、そこから先には進めない。

人間誰でも突然不幸な目に遭えば、悲しみに暮れるのは当たり前だ。また理不尽な目に遭えば怒りが爆発し、時には恨みに変わってしまうことも当然かもしれない。そこから前に進もうと思ったら、「起きたことは起きたことで仕方がない」と割り切って次のステップへの道筋を探していく必要があるのだと思う。

どんな理不尽なことでも、終わってしまえば過去になる。過去にとらわれずに前に進めば、必ず新しい道が拓ける。

「しゃあないやん」は決してあきらめの言葉ではなく、前を向いて進もうとするときに背中を押してくれる勇気の言葉なのだ。

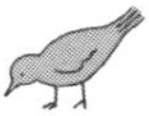

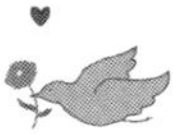

18 前を見とったら、後ろに人はついてくる

「なぁせんせぇ、〇〇歯科なんか、朝一番にみんな整列して朝礼してはるで」

ほかの歯科医院へ「偵察」に行ったらしいなじみの患者さんが、ニタニタと笑いながら報告してくれた。

「みんなメモとってな、院長からいちばん下のもんまでビシッと仕事してるで。せんせぇんとこもしっかりしぃや。そんなんやさかい、この医院、古〜いまんまやん。ちゃんともうけなあかんで」

言うだけ言ってすっきりしたらしく、ちょこっとリップサービス。

「そやけど、せんせぇんとこは、みんな辞めへんなぁ」

「うちの医院はな、みんな出勤時間ちゃうねん。ほんでな、院長とかいちばん下とか、ないねん。みんな職種の違う仲間やから。強いて言うなら、いちばん偉いのは、受付さんと技工士さんやねぇ。歯科医は学校で習ってきたとおりのことをする。衛生士もそうやな。エビデンスは大事や。助手は患者さんやみんなの世話役」

うちの職場には、トップダウンの関係がない。院長へのお伺いも、院長からの指揮命令もほぼない。私の理念や方針も、かつては言葉を尽くして話しかけたのだが、結局は誰の耳にも入らなかった。だから演説はとっくの昔にやめた。理念はただ一つ、「尊厳を守る」こと。そして方針は、患者さんが帰っていく後ろ姿に「来て良かった」の思いが見えること。これだけは開業以来ずっと貫いている。

医院に限らず企業でもなんでも組織管理においては、上意下達は重要だとされている。ただそうなると各人の個性や感情は置いてきぼりになってしまう。

スタッフに言っているのは、「具体的な方法は、それぞれの特性があるからみんなに任せる」ということ。ただし当たり前だが手抜きは厳禁だ。学校で習ったこと、臨床で経験してきたこと、社会人として積み上げたこと、全部が今、目の前にいる患者さんのためにあることを忘れないでほしい、とそれだけはきちんと伝えている。

「ほな、せんせぇは何してんのん？」おなじみさんが重ねて聞く。

「院長はみんなの代打と相談に乗る役……なんやけどなぁ、それも月に1回くらいや。誰も相談に来てくれへんから」

実際、スタッフからの相談を受けたときには「しゃあないなぁ、そんでええわ」と答えることが多いから、スタッフからしてみれば「どうせ『しゃあないなぁ』で済まされるから、相談してもせんでも同じや」と思っているかもしれない。だが、報・連・相と承認の話だから、反応が予想できても話の共有は大事なことなのだ。


そして、この集団の「スタッフ代打兼相談役」の私のいちばんの仕事は、ポジティブの押し売り。あかるく前を向く私自身を見せていくことなのだろうと思っている。熱量は周囲のスタッフにも入居者さんにも伝播《でんぱ》する。まず自分が動く。そうすると、みんながついてくる。自分なりにできることをやって、できないことを役割分担していく。みんなが自分の得意をもってきて、みんなで次の笑顔伝導の媒体になっていく。

もっともあまり熱量が高すぎると周りは大変だから、上手に熱を逃がすよう分担してあげて、みんなが温かくなっていくように。

行き当たりばったり「ええかげんに」進んでいる。でも、こうやって前を向いて笑いながら、ぼちぼち進めば、周囲が自分の意思で一緒に進んでいるような気になってくる。そして「良い加減で」組織も回っていくものだ。

そうやって仲間の輪が広がり、いつの間にか多くの人たちが一緒に歩んでくれる。これは別に私だけができることじゃない。誰でも一つのことに熱意をもって真剣に取り組めば、ともに歩んでくれる仲間が必ず増えていく。

前を見て突き進んでいったら、気がつけば人がついてきていた、というようなこともあるはずだ。言葉よりも行動で、自分の背中を見せて語ることがリーダーとして必要な能力なのだと思う。

私にリーダーとしての適性があるかどうかは別にして、ずっと夢中で前だけを見て突き進んできて、ふと気がついて後ろを見たら、多くの人がついてきてくれていた。

ありがたいことや。

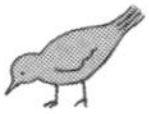

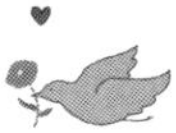

19 それ、なんのためにやるんや？

学校、会社、地域社会、それぞれの集団、組織のなかでさまざまなルールが存在する。ところがいつの間にかなんのためのルールなのかが分からなくなり、ただの押し付けになってしまうことが往々にしてある。

例えば学校の校則は、何十年も昔につくられたものを、ただ盲目的に生徒に押し付けてそれでよしとしているケースも多い。なかには生徒たちとの話し合いで時代の変化に応じた校則改正に取り組んでいる学校もあるが、まだまだ少数派といわざるを得ない。

会社の場合も前例主義によって新たな変化を嫌うことも多く、旧態依然としたシステムに固執してなかなか効率化ができないケースもある。どちらにせよ、ルールの形骸化によって、肝心の「誰のため」「なんのため」のルールなのかが忘れ去られていることが多々ある。

介護の世界でも同様のことが起きている。時折ニュースになる虐待問題に関して、あってはならない所業だと、年に2回は虐待防止の研修をするよう、お上からのお達しも来ている。指導者への研修もある。研修の内容は標準化されており、チェックシートで管理する仕組みも整っている。研修DVDも、eラーニングもずらり。

しかし何かすっきりしない。心に響いてこないのだ。

そんな研修を続けていたが、あるとき研修を受けたスタッフが、振り返りシートにこんなコメントを残してくれた。

「法人理念を理解していたら、虐待は起こらない」

そう、これだ！

私たちの法人の理念「あらゆる人の尊厳を守る」に結びつけたら、自ずと他者への向き合い方は見えてくる。

なぜすっきりしなかったのか、ようやく分かった。現場で働く人間の心を無視して、態度だけを変えさせるような、上からの押さえつけにもやもやしていたのだ。

チェックシートで行動だけ管理しても、心がついてきていなければ百害あって一利なし。本来は思いがあるからこそ行動するのに、行動だけ規則どおりにして思いは無視するのは本末転倒だ。現場の声を聞き入れずにつくった研修教材にいったいどれだけの意味があるのか。

あなたの横にいるその人は、自分の考えと違っていて当たり前なのだ。同じものを見ているようでも、それぞれ見え方や感じ方は違うねん。もしかしたら、虐待に対するとらえ方そのものが違うかもしれない。そんな状態で、画一的なルールだけ押し付けても、虐待問題はなくなることはないと思う。

そう言うと、「そやかて、他人の気持ちなんて分かりようがないわ」とぼやく人がいた。

それはそのとおり。だから、分かったような気にならなくても構わない。分かり合えないことを踏まえたうえで、なお分かろうとする気持ちが大事なのだ。

相手の感じるものを一緒に感じてみようとしたか？　同じものを見上げて、同じものへ手を伸ばして、同じ声を出して。

ただ観察するだけでは分かり合えない。観察は、自分と対象者を分けて見る行為。客観的な分析での理解は人をまるごと分かることと同義ではないのだ。本当に思いを分かるためには、理屈抜きで一緒に同じ行動をとってみてほしい。

体を同じ高さにして、同じ場所で同じ時間を、同じ行為をして過ごす。体をシンクロさせることで、思いも寄らない視点があることに気づけるかもしれない。もし今は分からなくても、いつか同じような状況になったとき「こういうことやったんか」と腑《ふ》に落ちるはずだ。

今、必ず答えがなくても構わない。人は誰でも、いっときとして立ち止まっていないのだから。

虐待問題に限らず、医療介護には制度の縛りやガイドラインなどのルールが多い。

生命に関わる重大事象も数多くあるため、最も厳格なラインが設けられる制度の一つだ。

断っておくが、厳しいルールを設けるのが問題だと言うつもりはない。国や行政の方針は守られるべきで、その範囲のなかで工夫すればいいのだ。現場から自然発生した小さなルールで小競り合いを重ねながら、法人理念が「絵に描いた餅」とならぬよう分かり合おうとする。

倫理、道徳、社会通念、憲法に法律。社会は、みながそれぞれの思惑をもって、譲りあい、妥協し、協力しようとしている。意識的にも無意識的にも分かり合えないなかで分かり合おうとしているのだ。

その中心には、人の尊厳を大切に扱おうという基本理念がある。私たちの法人理念の根源となるものだ。尊厳が守られるということは、相手が一人の人として、自分に価値があることを自分で感じられることではないかと思う。

本人が自分の価値に気づいていないときは、あの手この手で気づいてもらう。上辺だけの言葉で言うてもあかん。自分の価値に気づくには周囲との関わりが大切である。

患者さん、利用者さん、職員同士、地域の人。どんな人でも、その存在価値を否定されてはいけない。誰にだって、その背景には何かがある。そこに至るまでのルールやプロセスに、何かしらの要因があったのかもしれないのだから。

だから私は、いつも「まぁえっか」と言っているけれど、「尊厳を守れ」だけは口を酸っぱくして言う。

あなたの会社、組織のルールはなんのためにあるのだろう？　ふと立ち止まって考えてみてほしい。そこに新しい道を拓くヒントが隠されているかもしれない。

20 できへんもん数えても、なんにも変わらへんよ

仕事や学校、家事を毎日続けていくなかで、自分にできないこと、不向きなことを他人に指摘されて落ち込むことはないだろうか。向き不向き、できるできないはその人の個性だし、それをとやかく言うのもなんだか傲慢な気がしてならない。

私はというとその辺はいたっておおらか、というかいい加減なので、スタッフも居心地がいいらしく、長く勤めてくれる人が多いのが自慢の一つでもある。

父の一周忌が終わった1994年、歯科訪問診療という保険点数ができた一方で、往診の項目がなくなった。

大津市に3カ所あった無歯科医師地区の一つで私が開業したことから、残った2カ所の地区で巡回の歯科診療が行われていた。1994年の夏、私もその巡回診療に参

加した。そこで初めて歯科のポータブルユニットを見た。大型のスーツケース程度の大きさの本体とコンプレッサーのセットだ。

これ、うちにも欲しい！

一目惚れだった。それまで大学病院の手術室でよく使った切削機器を持って往診していたが、高速の切削器具は使えなかったのだ。

一度気になりだすと、そこかしこの媒体でポータブルの歯科診療ユニットが宣伝されているのが目につく。とうとう年末に発注した。受注生産で、結構な値段。支払いは、父から相続した通帳から。なので父の形見ということにしておいた。

1995年1月17日の明け方、天地がひっくり返ったかのような揺れに飛び起きた。阪神・淡路大震災だ。テレビをつけると、壊滅的な被害を受けた兵庫県庁の広報担当者が、中継で状況を伝え続けている。テレビに映るその人の口には歯が入っていなかった。ご自身も被災者なのだろう。寝るときに義歯を外し、そのまま被災したのだ。すぐに飛んで行って、義歯を作ってあげたかった。あのときテレビ画面を観ていた多くの歯科医師はそう思ったはずだ。

年末に発注したポータブルユニットは3月末に納品された。もう少し早く納品されていたら。もう少し早く注文していたら。

けど、できないことを数えても仕方ない。できることを数えよう。

そこで考えた末にワープロでチラシを作り、病院や特別養護老人ホームにお菓子を持ってあいさつに行った。同時に体制も整えた。

当時、診療所には歯科衛生士がいなかった。私は大学病院の口腔外科勤務を経て開業したから、看護師には知り合いが多いが、歯科衛生士には伝手《つて》がなかったのだ。そこで巡回診療で一緒になった歯科衛生士に、ポータブルユニットを持って訪問に付き合ってくれる衛生士の紹介を頼んだ。私としては若い衛生士より、世慣れた中年の衛生士に来てほしかった。

ゴールデンウィーク明けの木曜日、希望どおりの年代の衛生士が来てくれた。さっそくポータブルユニットを持って病院の訪問に同行してもらう。正式なバイト料を決めた記憶もないくらいの超速対応だった。

その歯科衛生士は、衛生士学校を卒業後3年ほど開業医に勤めて、15年ほど専業主婦のかたわら、衛生士会から乳幼児健診に出動していたという。その間、舅姑《きゅうこ》、自分の両親の介護をして4人とも看取ったそうだ。

当時、訪問診療には手本となる教科書がなく、外来診療とは視点がまったく異なった。そこで彼女の壮烈な介護経験は貴重な情報だった。また、事前準備や訪問ルートの調整といったマネジメントの上手な4歳上のお姉さんでもあった。

時間厳守で超合理的なのが玉に瑕《きず》。夕方5時の終業時間になるとミーティングにも参加せずさっさと服を着替えだしたり、患家で介護者が話している端からどんどん片付けだして「もう帰るで」サインを送ったりするのは気になったが。次の患家までの時間も迫っているし、できてないところばっかり気にしてもしゃあないしなぁ。

この超合理的姉さんとは、のちに初回のケアマネジャーの資格を一緒にとった仲間で、かれこれ30年の付き合いになる。なぜか今はお帳場の切り盛りをしている。

そのほかにも長い付き合いの職員には、開業後すぐに週1回のアルバイトからスタートし、訪問診療を開始してからは訪問診療の中心となった女性歯科医師がいる。この人も一緒に初回ケアマネジャー試験を受けた仲間で、途中、数年ほどほかの歯科医院に移ったことがあったが、また戻ってきてくれて、主力の一人として活躍している。

開業2カ月目から来てくれた受付さんはともに働いて37年。歯科技工士も専門学校を卒業してすぐに来てから30年。二度目のつれあいは、大学病院の頃からだから、もう40年以上だ。

こうやってみると、みんな長〜いお付き合いやねぇ。

どうしてスタッフがそんなに長くいてくれるのかと問われることもあるが、たぶん人も自分も、できない部分ばかり見ないことじゃないかと思う。あれもできてない、これもできてないとガミガミ言うことは簡単だけど、それで何か変わるかといえば、あまり変わらないような気がする。言われたほうは否定されたようで面白くないだろうし、最悪は関係がぎくしゃくするかもしれない。できてない部分をあげつらって責めても、良いことは何もない。

それよりもできている部分、得意な部分を頑張ってもらったほうが仕事も進むし、お互いに気持ちいい。変えられないところに執着するより、変えなくてもできることのほうがずっと大事だと思う。いいところ、得意なところに目を向ければより良い関係が築けるし、それが仕事にも反映されていく。

それが相手を尊重することだと思うし、逆の立場で考えたら、何よりそれこそがあなたの個性なのだから。どうせ数えるなら、できないことはおいといて、できることを少しずつ増やしていこう。

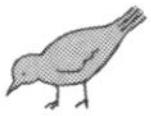

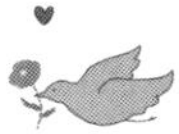

21 日陰の仕事でも、誇りをもってやってるか？

「縁の下の力持ち」という言葉がある。表立って目立つことはないが、陰から仕事を支える大事な役割を担っている。会社でいえば総務部であったり、プロジェクトなどでは資料をまとめたり予算を立てたりというバックアップ業務がそれに当たるのだと思う。

ただ、なかにはこうした仕事にやりがいを感じられず、不満を抱く人もいるだろう。しかしあなたがいなければプロジェクトは回らない。どんな仕事であろうと必ず大切な役割があるのだ。そして非常時ほど、常日頃目立たないバックアップ業務の必要性が再認識されるものだ。

２０１１年３月11日金曜日の午後。東日本大震災が発生したそのとき、私はパソコンに向かって仕事をしていた。試験休みで家にいた次男は、隣の部屋で古いパソコンをゲーム機にして遊んでいる。すると突然、「おかん！　大きい地震があったみたいやで！　家、流れてる！」

　何をオーバーなこと言うてんのと返しつつ、テレビをつけた。画面の向こうでは、津波が家々を呑《の》み込みながら陸をさかのぼっていた。まるでSF映画のような、今、実際に起こっていると信じがたい映像を前に言葉を失い、立ち尽くした。

　被害の全容がつかめないでいるうちに原発事故まで起こり、日本中がパニックになったまま新学期を迎えた。

　4月半ば、大学院生になった長男が電話をかけてきた。

「僕、東北に手伝いに行こうと思う」

　長男は歯科医としていろいろな支援チームに応募したものの、臨床経験が浅いため採用してもらえなかったという。一方、私自身、阪神・淡路大震災で何もできなかった心残りから東北に行こうと思っていたが、外来の予約は途切れず、調整をどうしたものかと踏み出せずにいた。しかし長男からの電話に背中を押され、かねて注目していた歯科保健研究会の「東日本大震災における歯科支援活動―多賀城―石巻―女川を結ぶ歯科支援活動」への参加を決めた。

医療人として歩みはじめた息子へ、誰かのために行動するという私のポリシーを伝える機会でもあり、おかんの腕前を見せるチャンスでもあった。だから息子と二人だけで構わないと思いつつ災害支援への参加を職員に伝えたところ、若い代診の歯科医が一緒に参加したいと手を挙げ、さらに人伝手に話を聞いた開業医も参加すると言ってきた。こうなると欲が出て、歯科衛生士もいてくれたらなぁと、いつもの相棒に声をかけた。

「しゃあないなぁ、参加したろ」

こうして即席歯科支援チームを結成。ここに噂を聞いた出入りのパソコン業者が「役に立つか分からへんけど僕も連れていって」と加わった。結局、私たちからは2チームが参加することになった。

5月に女川に入って出会う避難者たちへ声をかけていく。「困ってることはありませんか？　歯ブラシや歯磨き粉は、ありますか？」という聞き方では「大丈夫です」または「ない。ください」のやりとりで終わってしまう。少しでも相談援助に結びつける方法はないかと、声かけのついでに座り込んで話しかける。

すると、ぽつりぽつりと話すなか、生活の困りごとの間から、歯科のニーズが顔を出しはじめる。

「入れ歯、型をとったんだけど、歯医者ごと津波に持って行かれちゃってね」

「歯槽膿漏で3カ月に一度通っていた歯医者がやってなくて」

尋ね方一つでニーズが埋もれてしまうことを被災地の方々に教えていただいた。

震災から3カ月目に入った頃、医療ニーズは慢性疾患に関するものに変わっていった。歯周病や矯正治療で定期通院をしていた歯科医院が被災して、診てもらうところがないといった相談を多く受けた。被災者が、当初の絶望から少しずつ気持ちの整理をつけながら将来の生活に目を向けはじめた様子が伝わってきた。

しかし、津波はすべてを消し去ってしまっていた。そこにあったはずの診療所は跡形もなく、カルテもすべて流失している。

患者さんにしてみれば「〇〇先生が私の病気のことは全部ご存じだ」と考えているだろうが、カルテがない状態では正確な診療は難しい。患者さんの期待と医師の記憶が一致するのか心配だった。

被災地では、緊急的なニーズが一段落したと判断されたからか、医療ボランティアの撤収が始まっていた。医療機関の再開に向けた助成金も出ているようだったが、津波被害に遭った場所には規制がかかり、元の場所で再建できない状況だった。カルテを失い、新たな構築を余儀なくされる医師・歯科医師に対しては、中長期の視点に立ったボランティアも必要なのではないかと思えた。


私たちの支援チームにはITのエキスパートがいた。通信担当として同行していたのだが、現地に到着後すぐに、ミーティングで「海水に浸かったコンピュータからデータを取り出したい」と言いだした。

翌朝、20メートルの高台にある老健施設の1階で、潮に浸かり放置された7台のコンピュータの復旧を依頼された。6月といっても炎天下、彼は一日中ハードディスクと格闘し、3台からデータを復元させた。

データのなかには3月11日、震災当日の介護記録もあった。老健の事務長に取り出したデータを渡したら喜びと驚きの顔。押し戴《おしいただ》くように受け取ってくれた。

私はその光景に感動し、IT担当の彼の活動が被災地支援に新たな可能性を見せてくれたように思えた。

もう一つ感動したのは、現地で救助・支援にあたっている自衛隊の存在だ。

吉田茂が1957年の防衛大学校第1回卒業生に贈った言葉に、「自衛隊が国民から歓迎されちやほやされる事態とは、外国から攻撃されて国家存亡のときとか、災害派遣のときとか国民が困窮し国家が混乱に直面しているときだけなのだ。言葉を換えれば、君たちが日陰者であるときのほうが国民や日本は幸せなのだ」という切ない一節がある。

行き交う自衛隊車両が頼もしく思える今は、まさに国難のとき。ちょっと複雑な心境になる。

ただ、不要なほうがいいのは歯医者も一緒。予防歯科や審美歯科は別として、基本的に求められるのは口腔に問題がある場合なので、日陰者であるときのほうが患者さんにとってはいいのかもしれない。

でも、歯科医も自衛隊も誇りをもって、日陰者でありたい、そして日陰にいることで、みんなが安心できたら、それがいい。

普段は日の当たらない場所で働く日陰者、縁の下の力持ち。でも誇りをもってその業務を遂行することで、多くの人を助ける力となったり、プロジェクトを成功に導いたりできる。だからこそ、日陰で頑張る人たちは胸を張っていいと思う。あなたたちがいなければ物事は達成できないのだから。

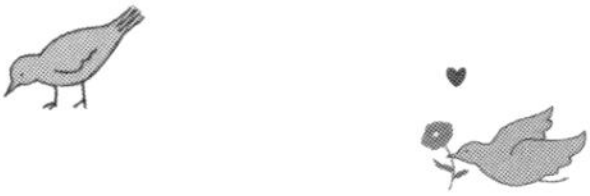

22 れんけいとれんあいは一文字違い

恋愛において、コミュニケーションとタイミングはとても大切な要素となる。円滑なコミュニケーションによって互いに理解を深めたうえで、ベストなタイミングを計って告白、というのがまぁ通常の展開だと思う。この場合、二人の目的は愛を育むこと、と共通しているのでそれほどややこしいことにはならない。

ただこれが恋愛でなく、複数の思惑が絡み合う「連携」ということになると問題が複雑になってくる。しかも多くの関係者が絡んでくればいつの間にか本来の目的を見失ってしまうことも多々ある。

少子化と超高齢化が、坂道を転がる雪玉のように加速していく2025年以降を乗り切るためには、全職種・全領域が総力戦で、異業種も巻き込んだ対策が必要。強い覚悟がいると思っている。その覚悟とは「連携」である。

相手を慮《おもんぱか》り、気持ちよくさせて思いどおりに動いてもらうスキルが何より重要となる連携は、とかく難しい。ある意味恋愛と似ているのかもしれない。すなわち連携のコツを制する者は恋愛のコツを制するのだ。

選挙カーが連呼するように「チーム医療！　連携！」が繰り返される。「多職種連携は大事」「患者さん・利用者さんのために協働」も定番だ。しかし実際には領域や職種ごとに高い壁がある。

「医師は忙しそうで声をかけにくい。すぐ不機嫌になる」

「リハビリスタッフの言っている言葉が難しくて分からん」

「看護師は介護職を下に見てる」

「お願いしたのに病棟スタッフは全然動いてくれない」

頭では分かっているのに体は動かない現状がある。なぜなのか。

医療・福祉領域には、約30種もの専門職があるとされている。例えば私の場合は歯科医師という国家資格と周辺のいくつかの資格をもっており、資格ごとに基本理念が異なることを実感する。同じ医学知識を用いるはずの看護師と理学療法士でさえ、その内容や学習範囲には大きな違いがある。資格ごとに、教育課程は無論、文化や価値観・求められる専門性が質的にも量的にも大きく異なり、一人ですべてを網羅することは、難しい。

つまり、そもそも医療・介護の従事者として十把一絡げにするのに無理がある。「違っていて当たり前」なのだ。

この前提条件を無視していきなり「連携しましょう！」と迫るからうまくいかないのだ。合コンで目の前にいる人へ、座るや否や「結婚してください！」と叫ばないのと同じ。物事には適切な段階があり、順序を間違えると成功が逃げていく。

そもそも連携なんて自分の思うようにいかないのが当たり前と思えば気持ちは楽になる。恋愛でも常に自分の思うように進むわけではない。「そんなもんや」と受け止めよう。

出発点がバラバラだとして、では、どうつながったら連携なのかというと、目指すゴールの明確化が重要。つまり目的をしっかり共有することでチームが成り立っていくことだ。

多職種連携は一人の患者さんや利用者さんの生活を支援するため、各専門職のバラバラなケアを統合していくところに主眼がおかれている。地域包括ケア（integrated care）の英語で用いられている「integrated」は、統合や一本化という意味をもっている。つまり顔の見える関係づくりが目的ではない。患者さんや利用者さんに統合的なケアを提供するための手段なのだ。ここが重要なポイントとなる。

統合的なケアを実現するうえで、単に異なる職種が集まるだけでなく、根底に「患者さん・利用者さんや地域のために」という視点をもつこと。そして、個人・地域の健康課題を可視化するとともに、専門職同士の強みや弱み、特色や弱点を理解し合えるシートの作成など、同じ土俵で多職種が話し合いやすい環境づくりを行うことが求められる。

領域も、医療・介護の専門職に限定することはない。終末期ケアや緩和ケアであれば宗教者の支援が望まれるし、地域の課題解決であれば市民や行政職員、民生委員、商工会・青年会議所、観光まちづくりなどの関係者も参加してよい。医療・介護・福祉の専門職だけが集まるのは所詮「提供者の論理」にすぎないのではないだろうか。

ドイツの有名な社会学者マックス・ウェーバーは、官僚機構の特徴に「手段の自己目的化」ということを挙げている。「多職種連携が誰のためのものか」という目的を常に見失わないようにしなければ、官僚機構の弊害がケアの現場でも起きることになる。

例えば、多職種連携に関する報酬上の加算を取得している医療機関や介護事業所では、国の指導に対応する方向で会議が流れがちだ。加算目当ての形式的な会議は論外だが、そこまでいかなくても、開催した証拠を残すための会議では、もったいない。

さらに多職種が集まる会議では、何かにつけワークショップ形式となることが多く、「また付箋を使うのか」と揶揄《やゆ》する声も聞かれる。これも集まること自体が目的になっているためやないのかな。

本音を話し合う懇親会の場も、往々にして傷の舐《な》め合いになるリスクをはらんでいる。集まる理由は相互の信頼感を醸成するためで、ほかの職種の立ち位置、職業的な思いを知る場づくりであってほしい。目的を正しくして開催した多職種連携の会議では、「自分が勝手な思い込みに縛られていたと気づけた」などの声も聞かれる。酒を飲みつつ胸襟を開く懇親会も、連携の目的を意識した会議なりワークショップの開催後、本音を出し合える場として設ければ、意義深い成果があるかもしれない。

まずは、違いがあって当たり前という事実を素直に受け止めて、同じ方向を見ているかを確認し合うことが連携のコツをつかむための前提条件なのだ。

そして、普段から私たちの理念として口を酸っぱくして伝えている「尊厳を守れ」の姿勢、つまり互いをリスペクトすることが最も重要な基礎となる。立場や意見が違っても「患者さん・利用者さんや地域のために」を目的とする仲間で力を合わせることこそ、目的の達成とみんなの幸せにつながる方法だ。それぞれの意見をもちながら、お互いを尊重し、同じ方向を見て進む。これって、恋愛に似てないか？「れんけい」と「れんあい」が一文字しか違わないのは、神様のいたずらのせいかもしれない。

23 お兄ちゃん先生、走る！

えんがわサロンのお地蔵さん先生に同行し、いつものお地蔵さん参りに行く準備をしていたら携帯電話が鳴った。長男からだ。

「お母さん、ちょっと悪いけど、診療室に来てぇ」

今すぐ！という緊急の声でお兄ちゃん先生から呼び出しがかかるときは、大抵診断に迷った合図だ。これまでも、口腔がんや前がん病変、症候性の口内炎など、診断が難しいときに呼び出されてきた。タイミングは絶妙だ。お地蔵さん先生、いつもの柔和な顔が少し引き締まった真顔で、早よう行きやと促す。

「私はいつでもええ、大事な用事を先にしぃ」

さすが年の功、察しがいい。

白衣もそこそこに診療室へ入ると、患者さんはすでに局所麻酔が十分効いていた。しばらく抜歯窩《ばっしか》（歯を抜いたあとに残る骨のくぼみ）から腐骨除去を試みたものの器具が到達せず、行き詰まったらしい。経験外の状態に遭遇したようだ。

腐骨除去とは、感染や壊死《えし》によって腐敗した骨を取り除く処置のことだ。こういう状況では、無理して治療を進めるとかえって治りが遅くなりかねない。無駄に手術時間を長引かせるのは患者さんへの負担が大きくなる。だが、なんとか自力で解決しようとして試行錯誤は続けたくなるもの。撤退の判断をしたり、他人へ無様な状態を見せて相談したりするのは恐ろしく勇気のいることだ。

ヘルプサインを出せたお兄ちゃん先生、偉かったな。

助けを求めることは決して恥ずかしいことではない。むしろ自分の限界を知ることで、さらに向上していくきっかけとなることも多いのだ。特に医療の現場では患者さんの命がかかっている場合もあり、このタイミングがずれると大変な事態を引き起こすこともある。忘れてはならないのはなんのためにそれをやっているかということ。その目的のためならくだらないプライドも恥ずかしさや敗北感もみんな捨ててしまうべきだ。

院長兼学会指導医兼おかんの身としては、お兄ちゃん先生が患者さんに説明した方法がベストだろうと、それに準拠して処置させていただいた。お兄ちゃん先生の面子《めんつ》を守るのもお役目のうちだ。

ふと、40年ほど前のシーンがよみがえる。私たち駆け出しの医師が処置に手間取りあたふたしているとき、決まって飛んでくる亡き教授の声だ。

「あんた、何しよんの、全然ですわ」

現代ならパワハラで訴えられそうな口ぶりの教授。でも私たちは、この声を聞くとほっとしたものだ。教授がそこで見てくれている、その安心感たるや。パニック気味だった脳内も鎮まり、呼吸も落ち着いてくる。

「ほら、術野はできるだけ広くとるんですわ。直視できるとこまで広げて。ほら、吸引~。遅いよぉ。ほら、ガーゼ。洗ってよ~、出よるよ~、ほら、吸引~」

懐かしい教授の声が脳内にこだまし、あたふたと処置を進めるお兄ちゃん先生の背中に被《かぶ》さっていく。その声をかあちゃんがお兄ちゃん先生に伝える。

ほら、術野はできるだけ広くとって、必ず直視するんや。しっかり広げてよく見て。アプローチは途中で変えてもええんよ。

お兄ちゃん先生、母の号令のもと教授の孫弟子として一歩を踏み出した。

お兄ちゃんは覚えてないだろうけど、教授との邂逅《かいこう》は、初めてつかまり立ちしたときだ。厳しい教授の顔が意外なほど柔和になって、おもちゃであやしてくれたあのときから、37年ぶり二度目の第一歩。

今度も上手に歩きだせますように。

24 時にはわが身を振り返り、反省すべき

人間、調子に乗っているときは何をやってもうまくいくと考えがちだ。しかしそういうときほど、意外な落とし穴が待ち受けていることもある。もちろん流れに乗って攻めていくのは大事だが、時にはふと立ち止まって自分のやってきたことを振り返り、良かったこと、悪かったことを分析してみるのも大切だと思う。

1999年、ノストラダムスがこの世の終わりを予言したのに、何も起こらなかった——と思いきや、わが診療所に事件が起きた。

それは診療中にかかってきた一本の電話から始まった。

「はい、もしもし？」

電話の向こうは歯科医師会の重鎮（男性）。今まで聞いたことのないような優しい

声になっている。

「小金澤せんせぇ、今度ねぇ、ちょっとぉ、指導がぁ、先生に当たったのね。そんなたいしたことないんやけどぉ、厚生省と県の共同指導なんで早めに言うとこう思て、電話したんやわぁ……」

コウセイショウトケンノキョウドウシドウのところだけトトトと早口で言い切る声が耳元でぐるぐる回る。

指導？　と受話器を持つ手が固まり、厚生省？　で思考が停止した。その日は一日、ふわふわと上の空。

厚生省、指導、コウセイショウ、シドウ、頭の中を行進している。

「指導が当たったて、何が当たりやねん、堪忍してや」

気を取り直して、自分の今までの行いを振り返ってみる。やたらと怖がるなんて、パトカーを見ただけで逃げたくなる小市民と同じだ。ここは冷静に、レイセイニ。

そもそも指導って、何をとがめられるのだろう。いやいや、ちゃんとやるべきことはやってきた。自分、しっかりしろ。あー、だけど相手は役人だ、誤解されたまま冤《えん》罪《ざい》とかあるかもしれないし、免許取消にでもなったらどうしよう？　いやいくらなんでもそんなに悪いことなんかやってきてないし。まぁちょっと好きに診療やっていたかもしれないけど、法律違反はいくらなんでも、でも、でも、でも……。

悪い妄想だけが膨らんですっかり気持ちは犯罪者だ。絶望しながらあちこちの先輩や知り合いに電話をかけた。そこで異口同音に発せられる忠告。

「理論武装しときや」

凄《すご》みを利かし、声を潜めて電話口でささやく者もいた。

「変わったことするから引っかかるんや」

訪問診療のことか？　そんな突飛なことなんかしてないし、本当に患者さんに必要なことをやっているだけなのに。

電話口から聞こえる「俺じゃなくて助かった」的なあかるさと同情の入り交じる助言を受けるうち、だんだんと開き直ってきた。まぁ、引っかかったもんは、しゃあないわ。

診療が終わると朝方まで書類を広げ、保険診療の算定基準を一つひとつ、しらみつぶしに確認していった。

再婚した歯科技工士の夫との間に生まれた次男が、ちょうど2歳になったばかり。かあちゃんの一大事だ、気の毒だが一緒に頑張ってくれと言い含め、実家の母に1カ月預かってもらった。夫と二人、理論武装の基礎を固めて応戦防御の準備を進める。

歯科医師会も援護の手を差し伸べてくれた。共同指導までの数週間、保険相談に乗ってくれたのだ。質問されそうなところを予想しての模擬指導。こんな事前の武装、試験でもしたことなかったのだが。

模擬指導担当の役員の先生が、診療内容に興味をもってあれこれ聴いてくださった。

「この歯科訪問診療のカルテ、『摂食・嚥下機能障害療法』てあるけど、こんなん初めて見たわ。どんなことするんや？」

摂食・嚥下機能障害療法を診療報酬に算定しているのが珍しいという。これまで同業者に自分の仕事内容へ関心をもってもらったことなどなく、戦闘準備中だったことも忘れ、嬉々《きき》として説明した。

先生相手だと質問も解説も弾み、高度なラリーに大喜びしていると、いつの間にか超専門的な講義になった。

「小金澤せんせ、指導受けるの楽しそうやねぇ」

あ、しまった。共同指導の対策やってたんだっけ。

優秀な生徒役となって、私に初の高揚感をくださった先生が笑う。

「向こうさんも、この話あんまり知らんやろから、ちゃんと説明できる資料や写真なんかも持って行き」

こんなことでもなかったら、厚生省からの通達や解釈通知を隅々まで舐めるように読み込むことなどなかっただろう。RPGでレベルアップしたときの電子音が「パラパラパッパー」と頭の中で鳴り響く。そして確信した。私たちのやっていることはこの先に待ち受ける高齢化社会に必要で、国の目指す方向と同じだ。

これでええんや！　そう思ったら、恐怖だったはずの共同指導が、学会発表に見えてきた。訪問診療の必要性をＰＲして仲間を増やすチャンスになるかもしれへん！


そしてやってきた共同指導の当日。

私、歯科衛生士、受付の３人が雁首《がんくび》そろえて出席。

「〇〇の書類がありませんね」

ささっと歯科衛生士が別綴のファイルから書類をつかみ、間髪を入れずテーブルの上を滑らせる。ねえさん、ナイス！

「処方箋は、隣の薬局に行ってもらうように言うんですね？」

打ち合わせてない質問！　だがそこは心得たりと落ち着く受付係。

「いいえ、院長に誘導してはいけないと言われてますから、いつも行かれる薬局に持って行ってください、言うてます」

完璧や！　さすがは我らの受付や！

続いて、歩ける認知症の患者さんに対し、訪問診療をしていると指摘された。これは私の出番。

「おととしの研修会で、『通院困難な患者さんは寝たきりとは限らない。重度の歩ける認知症患者は訪問対象にならないのですか？』と質問したら、厚生省の〇〇先生に『あかんと言われるまでやったらええ』て言われたんです」

技官は「あの〇〇さん、そんなこと言うたんですか。困った人や、ほんまに」と憮《ぶ》然《ぜん》としつつ、それ以上は突っ込んでこなかった。

いよいよ待望の質問がやってきた。

「摂食・嚥下機能障害療法、どんなふうにやってるんです？」

口腔保清やＰＭＴＣ（歯のクリーニング）をしてるんだろうと聞いてくるので、待ってましたと摂食機能療法の様子を撮影したビデオを出しはじめたら「ビデオを観るほどの時間はありませんから、手短に」とにべもなく断られた。自信作やったのに。だったら、次の手は学会誌。少し前に論文が掲載されたページを開いて見せた。これはさすがに手に取り、パラパラとめくってくれた。

「摂食・嚥下機能障害療法は患者さんのため、それはつまり社会のため。ひいては、制度をつくりはったあなた方のためでもあって……」

少しは興味をもってくれたようだとみて一気に畳みかける私に、横で黄色いワンピースを着た歯科衛生士のねえさんが、そこまでにしとけと目で合図をしてくる。

でも、言いたいこと、言うべきことは、全部言ってやった。

共同指導の結果、懸念していた在宅部門での指摘はなかったものの、ほかの指導料で多額の自主返還を求められた。一勝一敗、かな。それでも、私たちが目の前の地域にいる患者さんや、これからの高齢化社会に必要と信じてやっている活動が日の目を見たようで、とてもうれしく、誇らしかった。

後日談になるが、厚生省の技官が「訪問診療の指導は初めてだ」と興味をもっていたと、風の便りに聞いた。

ある歯科医師会役員の先生からは心強いお言葉もいただいた。

「これで訪問診療を縮小しろとか、指定取消とか言うてきたら、署名集めて嘆願書出したげる」

本当にありがたかった。

共同指導で私は「歯科医師会預かり」となったらしい。なんだか政府機関との取引に使われる殺し屋になった気分だ。実際には懇切丁寧な書類作成でずいぶんお世話になった。

この件で結局、自動車1台分ほどの金額を返還し、うんざりするほど書類を書き直した。「もうええよ」と言われるまで1年かかり、晴れて自由の身になったときには2000年を越えていた。

しかしなあ、法に基づいて必要なことやってるだけやのに。

しゃあないわ、で大抵のことをやり過ごしていきたい私でも、さすがに今回の「事件」は大きな教訓となった。

「あかんって言われるまでやったらええねん」の精神は変わらないけれど、自分たちの組織が医療法人であること、「何ができて何ができないのか」を意識するようになった。

折しも2000年は4月に介護保険が施行された。介護保険は医療保険と同じ社会保険制度。医療がへたったら介護。介護がへたったら医療。医療と介護のせめぎ合い。国のお金の出所は一緒。その医療と介護の橋渡しになったろう。

職員は、すでに全員ケアマネジャーやヘルパーの資格をとっている。これは神様から「お前らがせんかったら誰がやるねん」と後押しされているような気がした。歯科技工士だった夫と介護保険制度をさらに深く読み込んだ。

考えてみれば振り返りのチャンスを得られたのは幸運だったのかもしれない。ルールを再確認しただけでなく、歯科医師会をはじめ多くの人の助けを得ることができた。今回のことを教訓にして、次はもっと患者さんのためになることを広げていきたい。

反省だけにとどまらず、それを踏まえた次の展開に向けて新しい一歩を踏み出そう。ただ、あの書類地獄はもう勘弁してもらいたいなあ。

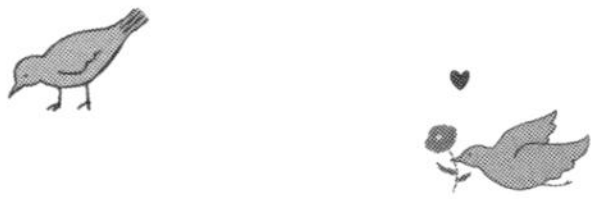

25 縁も運も人次第

人が成長する過程には多くの出会いがある。特に思春期の出会いは一生を左右するほどの大きな影響を与えることも多い。親きょうだいをはじめ、友人、恋人、先生、そのほかの人たちとの出会いでいろいろな経験をしながら、人格の土台をつくっていくことになる。

いいこともあれば傷つくこともあるだろう。それでもこの経験が新たな人間関係を築いたり、幸運を運んできてくれたりすることもある。

私の家は父も母も病院勤めだった。戦後間もなく、親戚の伝手で京都の病院に入職し、給湯設備を管理するボイラーマンだった父。戦中の口減らし目的で開業医の家に下宿して看護学校に通った看護師の母。結婚して7年間子どもができなかった。不妊の原因は母の卵巣嚢腫《のうしゅ》。高価なホルモン治療を受けながら妊娠を継続させ、出産と同時に卵巣を摘出。私は両親にとっては最初で最後の子として誕生した。私が3歳まで母は休職し、私の面倒を見た。その後は65歳の定年まで、夜勤も続けたパワフルなかあちゃん看護師だった。

親の心子知らずとはよく言ったもの、親になって初めて自分がどれだけ親をハラハラさせていたことかと気づかされた。

例えばうちの次男坊。臨床の道を選択し、言語聴覚士になったのだが、子どもの頃から何かと事件を発生させた。小学校の頃は悪ガキで、学校から呼び出されること多数。頭を下げに行き、このままではまずいと私立の中学校を探しだしたのが6年生の夏。中高一貫校で、アイスホッケーの部活があった。面白いクラブがある、ここ行きたい！と本人もやる気を出した。塾の個別指導の助けも借り、集中して受験に臨んでなんとか合格。アイスホッケー部へいそいそと入部しようと申請したが、けんもほろろの対応だった。

中高一貫校だから、クラブも高校3年生まで6年間のメンバーがいる。アイスホッケーの部活をもつ学校は珍しく、国体にも出たりと、部活動は活発だった。夜間や土日の練習も大量にありハードで、ランニングは一律10キロを走らされる。幼稚園の頃からアイスホッケーを続けている猛者もいるなか、小学校時代にスポーツをしたこともない次男はぽっちゃり体型だったから、とてもついていけないだろうと判断されたのかもしれない。

だが、そんなことではあきらめない次男坊、一日10キロの走り込みを続けた。高校の先輩たちの基礎練習にくらいつき、ついに9月、入部を認めてもらえた。日焼けと筋肉でがっちりした次男の粘り勝ちだ。

主力メンバーに選ばれることは難しかったが、部活は6年間続けた。大学もアイスホッケーのスポーツ推薦で入学。専攻は地域政策だった。結局10年間粘り強く続けた。大学卒業後は、専門学校に進んで言語聴覚を学んだ。

最初から明確にゴールを目指して効率よく進むだけが生きる道ではない。悪い友達に感化されれば悪の道に落ちるし、良い講師に当たれば成績は伸びる。憧れる先輩の背中を追いかければ、無理に思える部活も10年続き、体も精神も鍛えられる。

生きる過程の要所要所で出会う人が、進む道に影響を与える。そして、人との関わり方、受け取り方が、ゴールまでの道程を決める。全力集中で勉強した6年生の後半も、アイスホッケー一色だった中高大学時代も、地域政策で学んだ社会の仕組みの知識も、みんなこれからの臨床経験に組み込まれていくのだ。

ご縁も運も、人とのつながりで手繰り寄せることができる。

これからの道でも、ええ人との出会いで運つかみや。

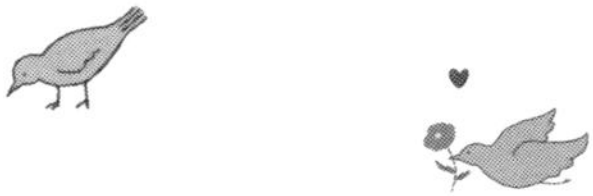

26 自分らしく生きるとは

歳をとると周りからいろいろ言われて、自分のやりたいことを抑えてしまいがち。若い人でもそういうことはあるだろうが、歳をとることで体の機能が低下し、若い頃のようなことはできなくなるものだ。

それでも時折、己の意思を曲げることなく、自分のルールやルーティンを貫こうとする猛者《もさ》もいる。時に人騒がせではあるが、私はできる限り本人の意思を尊重してあげたいと思っている。それがその人の大切な人生の一部だからだ。

一人暮らしのヒロシさん。認知症があり、風呂のお湯張りボタンや洗濯機のボタンはうまく操作できないが、すこぶる健脚で移動はお手のものだ。朝早くからどこかに出かけてしまっては帰る道が分からなくなり、保護される。昼間ホームヘルパーが訪問したときにはもぬけの殻ということも多かった。

ケアマネの相談を受け、私たちの小規模多機能型居宅介護に登録。これで、とりあえず必要なときに必要に応じた援助を受けられる環境はできた。

拠点に通所してきたヒロシさん、十数分おきに「帰ります」と、外へ出て行く。その都度職員が追従。行動力あるねぇ。朝早くからどこに行ってはるんやろ。

気になった私は朝6時前からヒロシさんの家の前で待機し、出てきたおじいさんのあとをついて歩いた。

ヒロシさん、てくてくと30分以上歩いてJRの駅に到着。電車に乗って2駅行くと電車を降り、駅構内のレストランでビールを片手にご飯を食べだした。店員は顔なじみの様子で、細やかな気遣いを見せてくれている。

ゆっくり食事を堪能したあとは、またてくてく歩いてデパートへ。ここにもなじみの店員がいるようで、お探しものを聞き、売り場に案内してくれていた。デパートを出て商店街の電器店の前を通りかかったときも、親しげに声をかける店員の姿。ヒロシさん、大した人気者だ。

この日以来、拠点はヒロシさんが築いた地域ネットワークの中継地点となった。職員は黒子となり、自宅の電気ガスの安全確認やゴミ処理、食品や冷蔵庫内の管理、トイレや風呂の後始末などをさり気なく行い、ヒロシさんが自由に生活するための応援に回った。

ところでこのヒロシさん、長年大型バイクをかっ飛ばしていたそうだ。道理で行動力があるわけだ。さすがにバイクは危険だと手放したが、その代わり福祉用具の電動シニアカーをレンタル導入した。電車とバス以外に格好の移動手段を手に入れたヒロシさん、往年の大型バイクの感覚で、時速6キロのシニアカーを颯爽《さっそう》と乗り回す。

ところがある日、拠点に警察から電話がかかってきた。

「高速道路を逆走しているところを保護されました」

バイクちゃうで！　向きもちゃうで！　仰天して近所に住む娘さんへ連絡し、警察署へ行ってもらった。娘さん、もうシニアカーはあかんよとそのあとで鍵を隠したのだが、いつの間にか自力で探し出して運転を再開し、またもや警察から電話。

「停車中の車にぶつかったところを保護しました」

とうとうシニアカーはレンタル解除となり、業者に引き上げてもらうことになった。あきらめきれないヒロシさん、返してもらおうと駅の交番に日参する。そのたびに拠点に連絡が入ってお迎えに行く日が続いた。しかしヒロシさんのマイカーは返ってくることはなかった。

そうこうするうち、ヒロシさんはマイカーがあったことも忘れてしまったようで、駅までの道をてくてく歩き、ぐるっと回ってスーパーで買い物して帰宅する日々に戻った。

のちにヒロシさんは体調を壊し入院することになったが、ご近所やスーパーの店員たちの配慮で、めいっぱい在宅の生活を楽しむことができた。

小規模多機能型居宅介護の拠点として、「その人らしい生き方」がどんなものかを、ヒロシさんを通して教えてもらえたように思う。

おおきに、ヒロシさん。あなたの築いた自分らしく生きるための地域ネットワーク、とっても素敵やったよ。

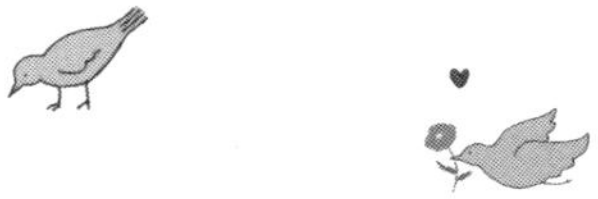

27 辞表

昨今、介護の業界は、右向いても左向いても、あいさつの代わりに「人いませんか」という時代になってきた。たしかに募集をしても介護職員の応募は少ない。

２０５０年まで高齢者は増えるのに、介護の担い手となる労働人口はどんどん減るそうだ。将来は、食事介助をするロボットも出てくるのだろう。そんななか、Ａさんが暗い顔をして辞表を持ってきた。口をへの字に結んで、カチカチに固まっている。中堅として頑張ってきて、次期管理者候補だった職員である。

「しゃあないなぁ～。そっか～、辞めちゃうんやね。ところで子どもちゃん何年になったん？　来たとき、子どもちゃん、まだ保育園行ってたなぁ～。その頃○○さんや、△△さんがいたなぁ。そういうたら、食事形態改善してくれたのＡちゃんやったねぇ。ええ仕事したなぁ」

一緒に職員さんと思い出話をする。

おそらく、人間関係でつまずいての退職。ここでちゃんと「私は私、あなたはあなた。お仕事ですから」と割り切れると気の合わない人とは最低限の関わりで済むのに。他人の感情に巻き込まれないためには、それなりのトレーニングが必要なのかもしれない。そのために「しゃあないやん。まぁえっか」のポジティブキャンペーンをはってきたけど、Aさんの部署には、届いていなかったのかなぁ。

本人が辞めると決めて、嫌なことの一つも言われるのを覚悟で、持ってきた辞表。ここでAさんの決心と、辞表を持ってきた努力を無下にしてはいけない。撤回させるという手もあるらしいが、私は自然の流れに逆らいたくはない。いろいろと調べて、辞表を書いて、吹っ切れたAさんには、ほっとさせてあげたい。

また、いつでも帰ってこられるように……

人が足らんときにバイトを頼めるように……

道で会ったとき、肩を叩いて、元気～って言えるように……

「そうそう、LINEのグループ、そのままおいとくし、気に入った研修あったら覗いてね。たまには、遊びにおいで」

そう言って送り出す。人によっては、最寄りの駅まで送る。最後まで、うちの法人のポジティブ旋風のなかで過ごしてもらう。私にとっては、いったん辞めた人も仲間、友達に変わりないのだ。

そして、いったん辞めた人が数年後、再就職してくれることも多い。なかには、3回辞めて4回目の就職で管理者をした職員さんもいた。

他所で勉強して、またいつか帰っておいで……

嫌なことがあったら、いつでも相談においで……

とりあえず、しばらく法人を外から眺めてもらおう。いつかまた、一緒に仕事をする日がやって来ることを願って。

きっと、そんな日が来ると信じよう。

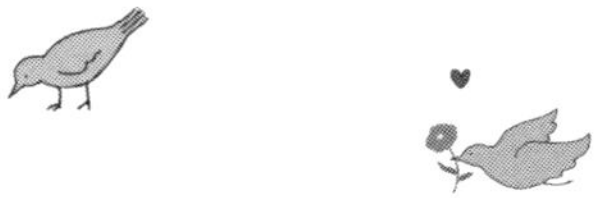

28 人間、死亡率は100%

人は誰でもいつか死を迎える。金持ちも貧乏人も、偉い人もそうでない人も、死は人々に平等に訪れる。

ただそれがいつやって来るかはそれこそ神のみぞ知ること。だからもし明日死ぬようなことがあっても後悔しないように、やりたいことはどんどんやったほうがいいのではないかと思う。もっとも、人に多大な迷惑をかけるようなことはだめだが、本人があれがしたいこれがしたいとかあれが食べたいとかあそこへ行きたいとか、というささやかな願いであれば、それを叶えるためのお手伝いもしたいと思うのだ。

大津の山あいの住宅地で開業して30年を超えた。新興住宅地だった地域もすっかりレトロな住宅街となり、高齢化が進む。同級生のお母さんやおばあちゃんなど親子孫

3代、時には4代を診させていただく機会も増えた。
やっと、地域の「かかりつけ歯医者」らしくなってきたかなぁ。

暮れも近づいた日、79歳の新患のカズオさんが杖《つえ》をつき来院した。このカズオさん、主訴がコロコロと変わって治療を始めることができない。主治医も分からず、既往歴も確認できず、お薬手帳も持参せず。一人暮らしでケアマネジャーもついていない様子だった。

診ていくと、治療の必要な歯もたくさんあるものの、それ以上に呂律《ろれつ》が回らないのが気になった。カズオさんの普段の様子を聞くと、食事はスーパーで弁当を買って済ませると言う。毎日一人で食べて話す相手もなく時間だけが過ぎていく生活をしておられたのだろう。

カズオさんに限らず、要介護の認定を受けているわけではないが口腔機能が低下している患者さんは多かった。また、デイサービスに通っていても口腔ケアを受けていない利用者さんも少なくない。ちょっとお口の話、してみたほうがええな。

診療所の空き部屋で開催しているサロンで、健口《けんこう》体操と口腔機能改善につながるメニューを企画する。さらに、お年寄りたちが気軽に歩いて行って誰かと話せるような、小さな催しを紹介する『何処《どこ》いく、何時《いつ》いく通信』を作った。

するとカズオさん、年末に開催したサロンのイベントに顔を見せてくれた。

「せんせぇが誘ったから来たよ」

ボランティアの伴奏で何曲も歌い、近所の人たちとおやつを食べて楽しそうに話す。

「いっつも一人やし、なぁんにもすることがなかったさかい、ほんま、今日はうれしいなぁ」

しわくちゃの顔でニコニコ笑うカズオさん、呂律はいくらか怪しいものの、隣の人と話したりみんなと一緒に歌を口ずさんだり、楽しいひとときを過ごしてくれたみたいだ。

イベントが終わり、帰っていくカズオさんを「また次のサロンにねぇ」と見送った。

だが年が明けてから開いたサロンに、カズオさんの姿はなかった。

「日にち、間違えはったんかなぁ」ちょっと気になっていたら、歯科の受付に電話が入った。

「急性心不全で亡くなりました――」


人間の死亡率は100％、いつか必ずあちらの世界へ旅立つのだけど。

こちら側の暮らしに十分満足してから、あちらへ行ってもらえたらとつくづく思う。心残りがないように、楽しくうれしい気持ちで締めくくれるように。

カズオさん、どうだったのかなぁ。

カズオさんの「今日はうれしいなぁ」と優しい顔で笑った声が頭から離れず、今月も『何処いく、何時いく通信』を作る。

第2のカズオさんのために、地域密着サロン、これからも続けていこう。

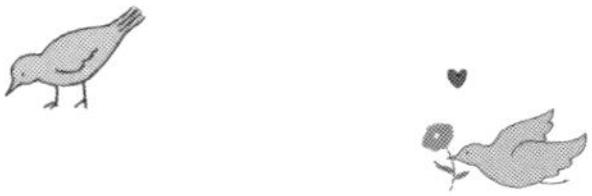

29 ご縁が結ぶこころの世界

人が信じるものを他人がどうこう言うのはおかしなことだと思う。その人の心の中の世界は誰にも侵されない神聖な領域なのだと思う。それが仏教であれ神道であれキリスト教であれ、疑わずに信じられるものがあるだけで人は幸せなのだ。

それとは別に私たちは生活のなかで、仏教や神道、キリスト教などの影響を受けている。初詣、七五三、クリスマス、いただきます、ありがとう、などなど。

えんがわサロンの会員で、お地蔵さんをこの団地に譲り受け、お地蔵さん守《もり》を続けてきた「先生」。

素敵な人生の一周目は中学校の国語の先生、二周目は滋賀県の某和菓子工房の茶室で各界の客人をもてなしていたお茶の先生、三周目はおじさまらーずのマドンナで応援団長、鮮やかに三度の変身を遂げ、今日もファンを増やし続けている。

先生は、開業当初からの患者さんだ。その頃は60歳前後だった。

きりりと居住まいが美しく、着物をきちっと着こなして、言葉や態度の端々に威厳がある。フレンドリーという言葉からは程遠く、大学病院時代に苦手だった病棟婦長と同様、どうも目を合わせにくい。先生の名前が予約簿にあるといつも緊張した。

私が処置したセラミックの歯が外れて来院したときは、「先生も、面子があるやろしなぁ」静かにピシッとひとこと。セメントで付け直すこともできたのだが、思わず背筋を伸ばし敬礼。はい！　面子にかけて作り替えますぅ！

このとき即答で、面子にかけてと無料で作り直した苦情処理がとても気に入ったと通ってくれるようになった。その後も先生は、ほかにも認知症カフェやさまざまな企画にいつも参加してくれた。初めての参加者には、それとなく気を配ってくれる。

こうして先生は、誰もが認めるわが診療所の応援団長になってくださったのだ。

あるとき、いつものようにお地蔵さんへお参りした先生、転んで足を痛めてしまった。周りからは杖を持って歩くように言われていたのだが。

「そんなカッコの悪いもん、持てへん」

転んだときも、痛さより誰かに悟られたらカッコ悪いからと、足の痛みを我慢し、なんでもなかったように歩いて家に帰ったらしい。その矜持《きょうじ》も、さすが先生だ。

とはいえ、そんな出来事があったことから、おおごとにならんようにと主治医からの勧めも得て、介護保険の要支援の認定を受け、正式に小規模多機能型居宅介護施設を利用してもらうようになった。

先生の生活目標は、お地蔵さん守だ。月曜から金曜までは職員がお参りに同行することになった。相変わらずカッコ悪いからと杖は持たないので、職員が転倒防止のために手を貸す。

土曜日は外来を息子に頼み、私が診療を外れて車を出して、お参りの同行をすることになった。当初は、次の職員が決まるまでの一時的な予定であったが、付き合っているうちに先生ワールドのファンになって、私のほうがほかの職員に譲りたくなくなった。

毎回、お参りのあと、お地蔵さんの前に車を止めて先生のいろいろなお話を聞く。先生も話しだすと声が大きくなって、呼吸が安定し、血圧も下がる。気がつけば1時間以上経っていた、なんてこともしばしばだ。なかにはちょっとどう解釈したらよいか分からない不思議な経験もあったが、先生の話には愚痴など後ろ向きの要素がまったくないため、ストレスを感じない。千夜一夜物語をめくっているような時間だ。

先生は私にこう言う。

「すべては見えない世界からのいただきもの。ご縁でつながっているんよ。先生の周りにはいつも運のええ人が集まって来てはる。診療所や施設の場所も、とてもええ場所にある」

先生が体験した不思議な龍の話。古い池のそばのモミジの木に龍が巻き付いて鱗がドクドクと波打っていたらしい。先生が見たと言うなら見たのだろうし、いると言うならいるのだ。いたらいいなとワクワクするのは、信じる信じないとは別問題。同じ見えるという言葉でも、人によって見えている景色はまったく異なる。視力が違うように。色域が違うように。共感覚をもっている人などは、見えるだけでなく音や温度、硬さなども同時に感じたりする。これは超能力ではなくて、脳の機能の問題だ。

そして、生まれたときから自分の見え方が基準になっているから、どんなに説明されても自分に見えないものは想像がつかず、そこにあると言われても存在を感じることはない。存在そのものを信じることと、存在すると主張する他人を信じることとは、似ていてもまったく違う。他人の信じる気持ちを認め、その人を信じることで、その人の尊厳は守られる。そして、私は常に先生をリスペクトしている。尊厳が守られるとは、自分で自分の価値が分かることである。リスペクトとは、ありのままの相手に敬意をもって尊重することである。

宗教が誤解されトラブルを生んでしまうのも、このあたりの問題を履き違えているからではないかなと思う。

人は、不変のものを信じたいと思っている。変わるのは、自分自身だとしても。信じることができる人は幸せなのだし、またそうした幸せな人のもとには新たな幸運をもたらすご縁がやって来るものなのだと思う。そうやって幸せのご縁の輪が広がっていけば、関わる人たちみんなが幸せになっていくのだ。

そして幸せの輪からは素敵な言葉が生み出されていく。いい言葉がいい世界をつくっている。ご縁が結ぶこころの世界はこれからも信じていきたい。

これもポジティブキャンペーンの一つにしよう。

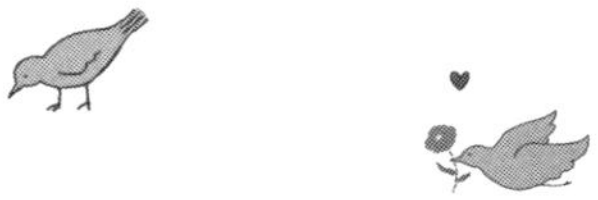

30 死んだ父ちゃんも、思い出したらこの世によみがえる

肉親の死は残された遺族にとって耐えがたい悲しみをもたらす。特に子どもにとって親の死というのはそれまで守ってくれていた存在がいなくなってしまうことで、ショックも倍増すると思う。

しかし人間はいつか死ぬことが定めでもある。そしてそれは私たちにはどうすることもできない。だからこそ人の死による痛みは心の中から消えていくことはないのだ。

お盆が近くなるとよみがえる光景がある。１９８５年８月12日に起きた御巣鷹山《おすたかやま》の日航機墜落事故だ。５２４人の乗客乗員のうち５２０人が亡くなるという、日本史上最悪の航空事故。そのニュースは、福井医科大の当直室のテレビで知った。

静まり返る夜勤病棟の暗闇と、けたたましい報道騒ぎのなかで現場をうろうろするヘリコプターが映し出す黒い山の落差があまりにも大きく、ドラマを観ているような気さえした。

翌朝にならないと現場への救助にも向かえまい。関係者はどんな気持ちで朝を迎えればよいのかと、画面から目が離せなかった。

そのとき私は20代後半、結婚した翌年でおなかに赤ん坊を抱えていた。未来はこれから輝くものだと信じ切っていた。仕事が医者だから一般職より生死の隣に現場があったとはいえ、命が突然絶たれることなど考えてもみなかったのだ。

目はテレビ画面に釘付《くぎづ》けになりながら、心はショックで凍りついたまま、手だけは無意識におなかをさすり続けていた。

しばらくして実家へ顔を出したとき、ちょうどこの日航機事故の話題になった。

「あんな事故に遭《お》うてもたらほんま、どないしたらええのやろね。残されたもんの気持ち考えたら、死にきれへんわ」

そうつぶやく私に、父が悲しげな顔でボソッと告げる。

「なってしもたら、腹くくるしかあらへん……しゃあないがな」

500人以上もいっぺんに亡くなってはるのに、なんとまぁお父ちゃん、すごいこと言うなぁと思ったものだが、今にしてみれば、病院で熱いボイラーを制御し危険と隣り合わせの毎日だった父らしい答えともいえるかもしれない。

どんなに気をつけていても、また自分の過ちでなくても、突然の出来事で重大な問題に巻き込まれてしまうのは誰にだって起こりうるものなのだ。

これを、嘆きや怒りによって無理にあらがい、打ち消そうとしたり、リセットをかけて更地にしてから立て直そうとしたりするのは、自分の気持ちに踏ん切りをつける意味では大事なのかもしれない。でも、これには膨大なエネルギーがかかる。一度気持ちに刻み込まれた傷は膨大な年月をかけて少しずつ薄れていくことはあっても、完全に消し去ることなんてできないのだから、押しやろうとして失敗すると二重三重にダメージを受けてしまうだろう。

父の言う「しゃあない」は、あきらめて放棄することではなく、今の気持ちを受け止めて前を向くためのエールだったのかもしれない。

父は、御巣鷹山の事故から7年後、心筋梗塞で他界した。62歳。若かった。

父の急死に大慌ての母は、群馬の生家に電話をかけ、家紋と宗派を聞いた。菩提寺《ぼだいじ》から寺の跡継ぎの同門生の副住職が京都の寺にいると教わり、つないでもらった。

間もなくその僧侶が枕経をあげに来てくれた。鴨居《かもい》に頭が当たるほど大きなお坊さんだったが、体格からは想像できない少し高めの、伸びやかな澄んだ声だった。優しく、丁寧に読経し、説法を聞かせてくれた。私は、いちばん前に座っていたため、お線香の立て方、数珠の持ち方から教えてもらった。いただいた名刺には、観光バスのコースにも入る、町で有名な門跡寺院の副住職とあった。

葬儀には、父をしのんで親戚一同が集まった。ボイラーマンの父は、学歴をふっとばす物知りで、自然科学にめっぽう詳しく、なんでも器用に作ってしまう。機械修理もお手のもの、親戚中から頼りにされた重宝がられる人気者だった。超有名な門跡寺院の広い境内を案内され、立派な本堂に上げてもらったと親戚が無邪気に喜んでいる。

亡くなった人は、みんなに忘れられたときに本当に亡くなってしまうもの。だから記憶にその人がいる限り、心の中にいつまでも生き続けるのだ。

こうして集まれたんは、お父ちゃんの、みんなへの最後のプレゼントやったんやな。

父から私への最後のプレゼントは、預金通帳だった。額は多くもなく少なくもない。それでも、開業して6年目、売上が伸びずに借金が減らなかった私にとっては、ありがたい贈り物だった。

こうしていろいろと思い出しながら綴っていると、あのときの光景や話し声が鮮やかによみがえってくる。父の息づかいや仕草がいきいきと目の前に現れる。

こういうのが、生き返るということなんかもしれんね。

お父ちゃん、ようおかえり。

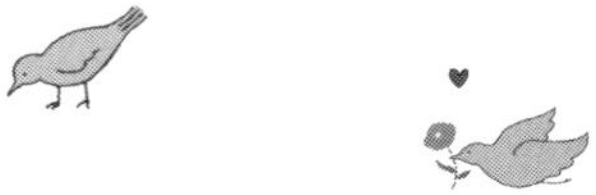

31 果たせなかった約束

多くの人が日々の暮らしのなかで後悔することはいくつもあると思う。歳をとればとるほど、心の奥底には悔やんでも悔やみきれないことがいくつも積み重なっていくのだ。あのときこうしていれば、なぜあれができなかったのか、ほかにやりようがあったのではないか……。後悔したことを数えだせばきりがない。

好きなようにやってきた私にもやはり後悔したことは山ほどある。特に私の場合は人の生き死にに近いところで仕事をしているため、余計にやるせない気持ちになってしまうのだ。

その日も面談という名目の雑談を終えたのが23時。ひたすらお話を聞くだけだったが、帰りがけに「聞いてもらえて気が楽になったわ」と言ってもらえた。良かった良かった。またいつでも聞くからね。気ぃつけておかえり。
見送って扉を閉める。静まり返った診療所。さて、しまおかな。

まずエアコン。消し忘れると衛生士のねえさんが職員さんに小言を言う。首をすくめて叱られる職員さんたちの暗い顔を見たくないから、真っ先にエアコンのオフを確認する。次に照明。窓もシャッターが下りているので、灯《あか》りをすべて消すと鼻をつまれても分からない真っ暗闇だ。照明のスイッチは玄関側に集中し、自宅につながる通用口側にはスイッチをつけていないため、玄関側ですべての照明を消したあと、真っ暗ななかを通用口まで歩くことになる。今度施設をつくるときは、通用口にもスイッチをつけなあかんな。真っ暗ななかを懐中電灯片手に歩くたびに思う。

普段から歩き慣れている廊下だし、要介護者が歩きやすいよう物理的な障害物もないから、特段の問題はない。それでも、照明が消えて暗闇になると、あるはずのないものに触れたり、いてはいけない人が現れたりしそうで、ドキドキが止まらなくなり、早く脱出しようと足元が急いてくる。

それと同時に、この施設で最期を迎えた人や、最期を迎えさせてあげられなかった人たちを思い出す。

いちばん心残りなのは、月のほとんどをうちのショートステイで過ごした当時94歳のトモコさん。祇園の花街で長くお店をしてきて生涯独身、身寄りはなかった。足腰が弱って立てないのでいつも車椅子に座っていた。

凛としたたたずまいで、いつも口紅を塗り、シックな服を着て、指には大きな翡翠《ひすい》の指輪をしていた。いわゆるあかぬけた人だった。

寝られないとよく呼び出され、夜遅くまでベッドサイドで話を聞いた。人生訓や経営、接客の話。続きを聞くのが楽しみだった。

「なぁ、理事長、私ここで逝かせてや、頼むで」

そんなに元気やったらまだまだ先やわ。笑って返しながらうなずく。

「ここにずーっとおったらええよ、ちゃんと看取ったるから」

ところが、私が数日の出張から帰ってきてみると、トモコさんのベッドが空っぽになっている。成年後見人の意向で、急にショートステイから老健施設に移ったというのだ。さよならも、ありがとうも、言えなかった。

そして――トモコさんは移って5日後に老健施設で亡くなった。

あんなに「頼むで」と言われていたのに。

悔しかった。最期に手をつないで看取ってあげられなかったことが情けなかった。17年経った今でもトモコさんが寝ていた部屋に入ると、あぁ、このあたりに寝てはったなぁと記憶が鮮やかによみがえる。幽霊でもいいから出てきてほしい。以前みたいに手をつないで経営相談をしたい。あ、幽霊だと手はつなげなかったっけ。

その人と触れ合えるのは、生きている間だけ。今このときが最後になってしまうかもしれない。悔いが残らないように、今日の別れ際までめいっぱい、大切な関係をつくっておきたいと、心から思う。

一度きりの人生、それを終えるときには心残りなく逝きたい。だからこそ、生きている今、できることを精いっぱいやることが大切なのだと思う。あとになって悔やまないように、今日を全力で生きていきたい。

32 歯医者と認知症介護指導者

２０１４年に開設したサ高住の1階に、看護小規模多機能型居宅介護を開設した。５拠点目となり、うちとしては、いちばん大きな施設となった。そんななか、法人の職員も１００人となり、組織はどうあるべきかが気になりだした。もともと、３人から少しずつ増えた職員なので、ルールは自然発生的につくられてきたのだ。１９９９年に法人化したときに、やっと就業規則を見たような気もする。

そこで、書店に並んでいた組織や組織づくりという背表紙の本を何冊か買ってみたが、どうもうちにはなじまない。すでに、職員たちの仲良しクラブは出来上がっていたし、彼らの仕事ぶりは決して悪くなく、生産性もあった。そして彼らのほとんどは、楽しそうに仕事をしていて、利用者さんと常に心を交わそうとしていた。

彼らの仕事の方向性は、本来の目的から大きく外れておらず、患者さん・利用者さんをより良い状態にすることは、常に意識のなかにあった。入職する時点から患者さん・利用者さんの役に立とうとしていた。自己実現という見方をしても、自分がもつ資格の職業理念がすでにあり、理想像の70％は担保されていたが、ほとんどの職員は、おそらく法人のために頑張ろうなんて思っていなかった。なかには、法人名を正確に書けない職員だっている。彼らにとっては、どこの法人に所属しても仕事の内容には大差ない。ただ、職員同士のつながりや今まで自分たちが関わってきた利用者さんのより良い状態を大切にしていた。

ただ、声の大きい人の正義感、経験的な職業意識で仕事をしていたこともある。声の小さな人の新しい技術や、前向きな意見があっても受け入れてもらえなかった。つまりは、業務改善というものが成立しなかった。このままでは、せっかくみんなの居場所として機能している仲良しクラブは衰退する。そこで、リーダーの必要性を感じた。

私の仕事は、おそらく仲良しクラブのなかに、みんなの拠り所になる考え方や物の見方をもち込むことだと思った。仲良しクラブで25年以上も無事にやってきたからには、きっと良いところもたくさんあるはずだ。少なくとも自分たちで考え、自分たちで乗り越えてきている。他所と違っても、職員たちが仕事場を自分たちの居場所と感じてくれていたらそれでいい。

しかし、ブランド力というようなものはほとんどない。また、職員たちの成長は遅い。私としては、人と自分の考え方は違うという折り合いをつける方法を職員に示したかった。それは、「まぁえっか」と相手を許容し、自分の思いをコントロールすること。チームプレイを進める言葉として心の中においておいてほしかった。

そんなとき、認知症ケアで「一人ひとりの人の尊厳を保つ」というフレーズが目についた。この考え方は一人ひとりの職員にも当てはまる。そこで、さらに深く人材育成を勉強したいと望んでいたら、滋賀県が公費で認知症介護指導者を養成するという記事を見つけ、応募した。残念ながら、公費にはならなかったが、受講資格の要件は満たしていると言われ、9週間の研修に私費で参加した。

9週間の半分以上は愛知県大府市にある研修センターで合宿し、各地から参加している若い同期生と一緒に講義を受け、毎晩遅くまでレポートを書いた。レポートのない日には、いつも各地の名酒や地酒を持ち寄った。人を理解するには、同じ釜の飯と酒盛りに勝るものはないと思っている。

また、担当教官から、歯科医師の認知症介護指導者は初めてだと珍しがられた。歯科業界で活用できないかと考えたが、今に至っても歯科業界からのオーダーはない。

研修を終えて、学んできたことを法人の職員に研修として伝達した。この研修がきっかけとなり、今でも年間に20回ほどの法人内研修をしている。そのなかで私の理念研修と認知症研修は、職員一人ひとりの顔を見て、みんなに認知症ケアが浸透しますようにと祈りながら、毎回実施している。

そして、研修を受けたあとにつくった法人理念は、「尊厳を守る」こと。患者さんや利用者さんだけでなく、職員間でも、町の人でもあらゆる人の尊厳を守ること。リスペクトすること。それを仲良しクラブの核として伝えてきた。日々の運営方法やルールは、個々の事業所の仲良しクラブで決めたらいい。私は、あくまでも職員たちを信頼している。できないところも分かったうえで、「まぁえっか」と信頼している。スーパースターはいなくてもいい。

職員間で意見が食い違うときには、「どっちが理念に合っているか理念さんに聞いてみよう」と言うことにしている。理念さんの姿は見えないが、法人の大切な相談顧問として職員みんなの心の中に住んでいてほしい。私の上意下達はこの部分だけである。

あと、理事長からクレームが入ったと思われはしないかと危惧していることに認知症ケアがある。すぐに「ちょっと待って、その行動の原因はなんだと思う?」と口出しする。これは県が認めた公的なお役目なのに、法人内では歯医者の戯言《たわごと》としか思われていない。このあたりはたいへんもどかしいが、まぁえっか……結論として、仲良しクラブはとても楽しい。

おまけのひとこと。

最後まで名もない歯科医の問わず語りに辛抱強くお付き合いくださり、誠にありがとうございました。

滋賀県大津市の片田舎で歯科診療所を開設して38年、在宅歯科診療を始めてまもなく32年。その間に起きたあれやこれやを思いつくまま綴ってきたものの、よくよく見ればその大半が、私の周囲で起きているドタバタをただぼやいただけのような気もしてくる。しゃあないかなぁ。私の話やさかいなぁ。まぁえっか。

小芝居ならここでチャンチャンと幕引きの音が鳴るところだが、あいにくこれは現実のお話。今日も明日も明後日も、相変わらずの日常は続いていく。

シルバーカーを押し、バスに揺られて診療所に来るお年寄りも。訪問診療先で摂食・嚥下訓練を続ける老婦人も。ショートステイでスーパーまで離棟を繰り返す困った利用者さんも。えんがわサロンで唱歌に笑顔を咲かせるグループホームの奥さま入居者さんも。おじさまらーずの陽気な活躍も。歯科医も衛生士も臨床スタッフも事務職員も。

そしてもちろん、私自身も。

一人ひとりに今日という日があり、明日という未来に続いている。これから何が起きるかなんて誰にも分からないし、しんどかったり悲しかったりする日が続くこともあるかもしれない。

それでもね、必ず、ちょっとずつは前に進んでいるんやよ。

なにげない今日のひとことが、未来の誰かを救うきっかけとなっているかもしれない。そう希望をもって進んでほしい。

しゃあないなぁと現実をとらえ、一生懸命考えてじたばた臨むなら、たとえ三歩進んで二歩下がるどころか斜め向こうで寝転がるような歩みでも、いつか何かとつながって「あのときのこれが今の私をつくった」と言えるはず。

だから、どんなつながりが目の前にあったとしても、いつか来る未来のためのご縁だと、大切に生きていってほしい。

「まぁえっか」の合言葉は、未来の私から今の私へ向けられたエールなのだ。


先の見えないこのご時世、世の中を憂い、絶望しか感じられないことも多くあるかもしれない。努力しても報われず、生きづらさを感じている人は多い。

でも、だからこそ。

「しゃあないやん」とあきらめて、「まぁえっか」と前を向く。この姿勢が結果的に運と呼ばれる幸せを引き寄せるのだ。

同じ生き続けるならば、楽しく面白く、顔を上げて、行こ。

しゃあないなぁ、と笑っているうちに、あなたの人生もほっこりと楽しくなりますように。

小金澤一美

小金澤一美（こがねざわ ひとみ）

1956年京都市に生まれる。

1982年福岡歯科大学歯学部を卒業、歯周病学講座に入局するも11月で退職。京都大学医学部口腔外科に入局し口腔外科医を目指す。1984年福井医科大学歯科口腔外科に赴任。1985年に長男が誕生。大学勤めに未練はあったが、当直のない開業を考える。自然あふれる環境に憧れて1986年に滋賀県大津市で小金沢歯科診療所開設。歩いて通院できなくなった患者さんたちのために1992年には京滋で初の在宅歯科診療を開始。

1995年、阪神・淡路大震災で在宅歯科診療の必要性を感じ、老年歯科医学を基にした在宅歯科診療を展開する。1998年ケアマネジャー取得。1999年、介護保険制度創設に合わせて法人化。摂食・嚥下訓練、口腔ケアなどで特徴づけた訪問介護、デイサービス、ショートステイ等を開設した。2006年に制度化された小規模多機能型居宅介護に介護保険制度の原点を見いだし、既存サービスを変更した。そのなかで認知症の人への食べる支援が必要となり、認知症への取り組みを始める。2014年認知症介護指導者となり滋賀県の認知症介護研修の講師を務める。現在では、大津市内に5拠点11事業所を運営する。診療のかたわら、認知症カフェの運営や認知症の啓蒙活動を行い、地域共生を次の課題として取り組む。

本書についての
ご意見・ご感想はコチラ

あかるくポジティブな医療・介護の365日

2024年9月18日　第1刷発行

著　者　　小金澤一美
発行人　　久保田貴幸

発行元　　株式会社 幻冬舎メディアコンサルティング
〒151-0051　東京都渋谷区千駄ヶ谷4-9-7
電話　03-5411-6440（編集）

発売元　　株式会社 幻冬舎
〒151-0051　東京都渋谷区千駄ヶ谷4-9-7
電話　03-5411-6222（営業）

印刷・製本　中央精版印刷株式会社
装　丁　　野口 萌
装　画　　きじまももこ

検印廃止

ISBN978-4-344-94845-7 C0095
幻冬舎メディアコンサルティングHP
https://www.gentosha-mc.com/